呼吸器の看護ケア

～呼吸生理の基礎知識から疾患の治療、ケアまで～

Critical Care Research Institute（CCRI）代表理事

道又 元裕 監修

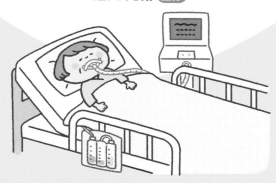

ナツメ社

はじめに

　臨床で実践されている呼吸ケア（人工呼吸含む）は、これまで数多くの研究や臨床経験を糧にしながら少しずつ「変進」を遂げ続けています。その「変進」の目指すところは、呼吸機能に問題を有するすべての患者に相応する完全な呼吸ケアはないけれども、個々の患者がその時々において、少しでもComfortな呼吸（換気）をできることにあります。それにはまず、呼吸ケアを実践するために必要な基本的知識と技術の学習と修得が不可欠です。

　一方、呼吸ケアを実践するうえで、肝に銘じておくことは、呼吸ケアに関連したアクシデントの発生は、薬剤投与などの頻度に比べるとそれほど多くはありませんが、ひとたび起こると、その緊急度、重症度が高く、ひとつ間違うと生命に直結する場合が少なくないことです。

　したがって、呼吸ケアの期待される役割、目指す目的は、呼吸機能が低下した人々の換気と酸素化を維持、改善、さらには、呼吸仕事量の軽減を図ることにあります。呼吸ケアに携わる人々が、この役割と目的を踏まえてケアの限界を含めた能力と機能とを理解し、呼吸ケアを受ける人々の刻々と変化する呼吸状態を正しく評価し、その呼吸活動に相応したケアを提供すれば、患者は安全・安楽な呼吸を得られるのではないでしょうか。つまり、呼吸ケアを受ける人々のケアの基本は、その人々の苦痛をいかに最小限にとどめるための看護ケアの実践を安全かつ安心できるかたちを追求しながら提供することにあります。

　しかし、そうは言っても呼吸ケアについて学ぼうとすると結構な範囲と量があるとともにかなり奥深いことに気づき、途中で断念することも少なくないのではないでしょうか。

　そこでこの度、新米看護師の方から、呼吸ケアが必要な臨床の場に配属になった中堅看護師の方まで、呼吸器にまつわる解剖学やアセスメント、呼吸ケア全般について、やさしく学べる本を提供したいと考えました。実際の編纂に当たっては、類書との差別化を図るため、できるだけ実際の看護ケアに役立つような視点で、マンガやイラスト、写真等を活用した構成にしました。

　本書は呼吸器ケアを安全に実践的に提供すべく、それに必要な優先されるエッセンスを取り上げ、実践のケアにすぐに活用できる内容に仕上がったのではないかと思います。執筆は、臨床の第一線で中心的に活躍されている看護師の方々にお願い致しました。呼吸ケアに携わる看護師の皆様にとって少しでもお役に立てたらうれしく思います。

Critical Care Research Institute
（CCRI）代表理事
道又元裕

PART 3　疾患別の治療とケアで知っておきたいこととは？

●本書で掲載している使用機器の設定、薬剤の選択や使用方法、治療・ケア方法は、臨床例をもとに紹介しています。これらは、各医療機関の規定に基づき、医療従事者の責任のもと、個々の患者に適した方法で行われるものであり、その内容に基づいて不測の事故等が発生した場合に対して、編者、著者、出版社はその責任を負いかねますのでご了承ください。

●人工呼吸器につきましては、各医療機関によって使用している機種が違い、また旧型の機器を使用している場合もあります。人工呼吸器の使用にあたっては、取扱説明書を必ず確認してください。また、薬剤の使用においては、添付文書を必ず確認してください。

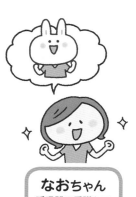

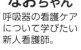

なおちゃん
呼吸器の看護ケアについて学びたい新人看護師。

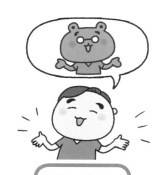

道又先生
優秀なナースを多く育てるベテランの看護部長。

患者急変予測のカギとは?

バイタルサインチェックの意義

　バイタイルサインを測定、記録する際に、呼吸回数の測定はどうしているでしょうか。

　自動血圧計とパルスオキシメータを持って病室へ行き、血圧、SpO_2、脈拍数、コミュニケーションで意識状態をチェックしますが、最近は、パルスオキシメータの値を確認するだけで、呼吸回数を測定しないことが少なくありません。腕時計を持たない看護師もいるでしょう。

　では、便利なパルスオキシメータは単独で、バイタルサインチェックにどの程度の力になってくれるのでしょうか。

SpO_2値は呼吸不全の直接的な指標になるのか

　経皮的にSpO_2からPaO_2が推測され、$SpO_2$90%は$PaO_2$60Torrに相当します。便宜上、$SpO_2$90%は呼吸不全の定義に代用できますが、ルームエア以外に酸素投与している患者の場合、$SpO_2$98%から100%は$PaO_2$100Torrから500Torr程度までの間を示します。これでは、不必要な酸素投与が行われているばかりか、PaO_2が低下しても、SpO_2がそれを直ちに反映しません。

　SpO_2は組織の低酸素状態を察知できるかというと、必ずしも正確に反映されるわけではありません。SpO_2は何%のHbが酸素化されているかを示しています。つまり、生体が貧血の状態にある場合、酸素を運搬するヘモグロビン（Hb）が減少しているためSpO_2に問題がなくても組織では低酸素状態になっていることがあるのです。

潜在的な症状に気づくには…

　臨床では、低酸素症や貧血、循環不全などの際、生体の状態がSpO_2の値に正確に反映されるわけではありません。また、痰などの分泌物、患者の体位、末梢血管の収縮によっても結果は左右されます。そもそもパルスオキシメータが正しく測定できる状態にあるか、装着不良等を疑うことも必要でしょう。数値だけで判断せず、数値と患者の状態に矛盾がないかを考え、呼吸回数の確認、動脈血ガス分析を行うことが重要です。

$$SaO_2 \quad \neq \quad SpO_2$$

（動脈血酸素飽和度）　　　　　　（経皮的動脈血酸素飽和度）

　SpO_2はパルスオキシメータを用いて簡易的に、経皮的に測定したSaO_2です。
　動脈血酸素飽和度の指標ではありますが、呼吸数の代替指標にはなりません。
　また、SpO_2の値が正確に反映しない場合もあります。
　SpO_2の値だけで呼吸状態の評価を完結させず、
　呼吸回数の測定を含むバイタルサインのチェックを正しく行いましょう。
　（➡ SpO_2についてはP70-71「SpO_2とは?」）

呼吸に必要な器官・組織とは？

呼吸器

　呼吸とは、外界の酸素を吸って体内に取り込み、二酸化炭素を体外へ吐き出す一連の行為を指します。呼吸に関わる臓器や器官は呼吸器といいます。呼吸器は、口腔、鼻腔、咽頭、喉頭、気管、気管支、肺で構成されています。また、呼吸器ではありませんが、呼吸には肺まわりの筋肉の働きも重要となります。

◆呼吸器の構造

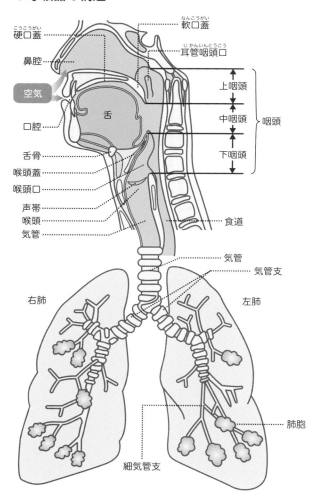

硬口蓋
鼻腔
空気
口腔
舌骨
喉頭蓋
喉頭口
声帯
喉頭
気管
軟口蓋
耳管咽頭口
上咽頭
舌
中咽頭
下咽頭
咽頭
食道
気管
気管支
右肺
左肺
肺胞
細気管支

【気管の分岐と気道抵抗】

　気管は、分岐を繰り返すことで断面積が大きくなります。成人の喉頭の断面積は約2cm^{2}ですが、気管では約3cm^2、細気管支は約20〜80cm^2、肺胞では約60〜70m^{2}となります。断面積が増すと空気の流れはゆっくりになり、気道抵抗（空気の通りにくさ）は低下します。反対に、断面積が減少すると空気の流れは速くなり、気道抵抗も上昇します。

　喉頭や気管などに病変があると、気道抵抗は著しく増大しますが、末梢の細い軌道では病変が広範の場合でも、比較的気道抵抗は低いといわれています。また、気管・気管支は、気道平滑筋により太さの調整がされています。気道平滑筋は副交感神経である迷走神経の支配を受けています。そのため、副交感神経が過度に緊張すると、気道平滑筋が強く収縮し、気管・気管支が細くなり、気道抵抗は増大します。

【肺胞の働き】

　肺胞は、呼気時で直径約200μm、両肺で合計約3億個あります。肺胞の主な働きは、外界から取り込んだ酸素と、血液中の二酸化炭素を交換（ガス交換➡P16）することです。ガス交換は、肺胞上皮細胞の90％を占めるⅠ型肺胞上皮細胞で行われています。残り10％は、肺胞の虚脱を防ぐための物質（肺サーファクタント）を分泌しているⅡ型肺胞上皮細胞が占めます。

【気道の機能】

気道では、外界から入った冷たい空気を体温まで暖める役割があり、気管〜気管支に大量の線毛が存在します。線毛は絶えず上向きに動き、口側への波動をつくることで、異物を外に排出する役割があります。万が一肺胞に辿り着いた異物も、肺胞マクロファージにより貪食されます。

● 気道は、鼻腔、咽頭、喉頭、気管、気管支、細気管支、終末細気管支に分かれている。
● 鼻腔〜喉頭を上気道、気管〜終末細気管支を下気道という。
● ガス交換の役割があるのは、呼吸細気管支以下。
● 導管部（口腔〜終末細気管支）は、ガス交換に関与しないため、解剖学的死腔といわれる。成人ではおよそ150ml。

【気管〜気管支の構造】

気管は食道の前にあり、周りには複数の軟骨輪があります。外界から入ってきた空気を肺胞まで送り届けるため、気管は開いたまま保持する必要がありますが、この軟骨輪によって虚脱を防いでいます。

● 成人の気管の長さは約10cm、太さは1.6cmほど。
● 気管は2本の主気管支に分岐し、さらに23回の分岐を繰り返し肺胞まで到達する。
● 心臓があることから、右主気管支は左主気管支と比べ分岐角度は小さく、径も太くなっている。
そのため、誤嚥した際の異物や痰などは右主気管支に落ちやすく、誤嚥性肺炎は右肺野で発生しやすい。

◆ 気管・気管支の構造

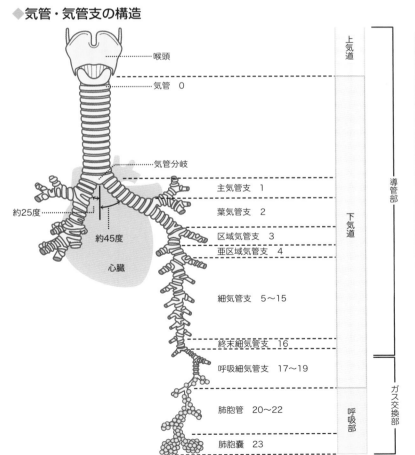

喉頭	
気管　0	
気管分岐	
主気管支　1	
約25度	
葉気管支　2	
約45度	
区域気管支　3	
亜区域気管支　4	
心臓	
細気管支　5〜15	
終末細気管支　16	
呼吸細気管支　17〜19	
肺胞管　20〜22	
肺胞嚢　23	

上気道 / 下気道 / 導管部 / ガス交換部 / 呼吸部

アドバイス

呼吸が浅いと吸気の量が少なく、ほとんど解剖学的死腔で満たされてしまい、肺胞まで届かない可能性があります。
(例)① 1回に500mlの空気を吸っている人＝500ml−150ml＝350mlが肺胞に到達している空気

② 1回に300mlの空気を吸っている人＝300ml−150ml＝150mlが肺胞に到達している空気

呼吸に必要な器官・組織とは？

肺

　肺は、正面から見ると、右は上葉と中葉、左は上葉しか見えず、下葉は背中側から見ることしかできません。そのため、全ての肺葉の音を聞こうと思うと、胸側だけではなく背側からも音を聞く必要があります。仰臥位で長く過ごした際、無気肺（痰などにより肺胞の空気がなくなりガス交換が行えない状況）を形成しやすいのはS^6、S^{10}区域といわれています。

- 肺は左右に一つずつ。右側が上葉・中葉・下葉、左側が上葉・下葉の肺葉に分かれている。
- 右が10区域、左が8区域に区分される。
- 肺の上側は肺尖部といい、前から見ると鎖骨の2～3cm上に位置する。
- 肺の下側は肺底といい、最も下では第6肋骨の高さに位置する。

◆肺区域

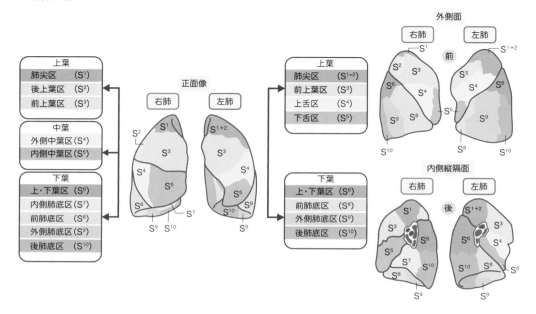

呼吸筋

　肺は弾性（常に縮もうとする力）がありますが、胸腔は常に陰圧であることと、筋肉の動きにより、外側に引っ張られることで膨らんでいます。呼吸に関係する筋肉は呼吸筋といい、横隔膜、外肋間筋、内肋間筋などがあります。腹式呼吸は主に横隔膜を、胸式呼吸は横隔膜に加え肋間筋を使用して行われます。

　安静呼吸だけでは酸素が足りない場合は、胸鎖乳突筋や僧帽筋、腹直筋などの呼吸補助筋と呼ばれる筋肉も使用します。吸気時と呼気時にそれぞれ使用される筋肉については右の図を参照してください。

◆吸気筋と呼気筋

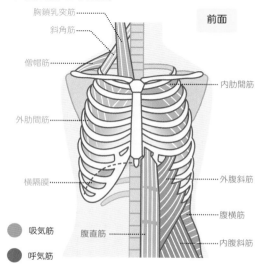

参考文献 (1)藤野智子監修、三浦英恵、村田洋章著:基礎と臨床がつながるバイタルサイン. 株式会社 学研メディカル社、2015年、99-103. (2)滝澤始監修、松村讓兒解剖監修:病気がみえるvol.4呼吸器 第3版. メディックメディア、2018年、2-14. (3)Arthur C.Guyton,John E.Hall原著、御手洗玄洋総監訳、小川徳雄監修ほか:ガイトン生理学、第11版、エルゼビア・ジャパン株式会社、2016年、495-496. (4)本郷利憲、廣重力、豊田順一監修ほか:標準生理学第6版. 株式会社医学書院、2005年、629-632.

呼吸するって
どういうこと？

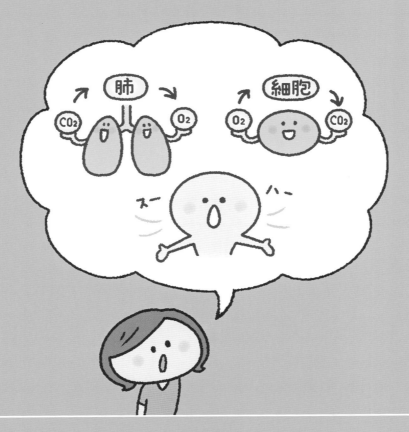

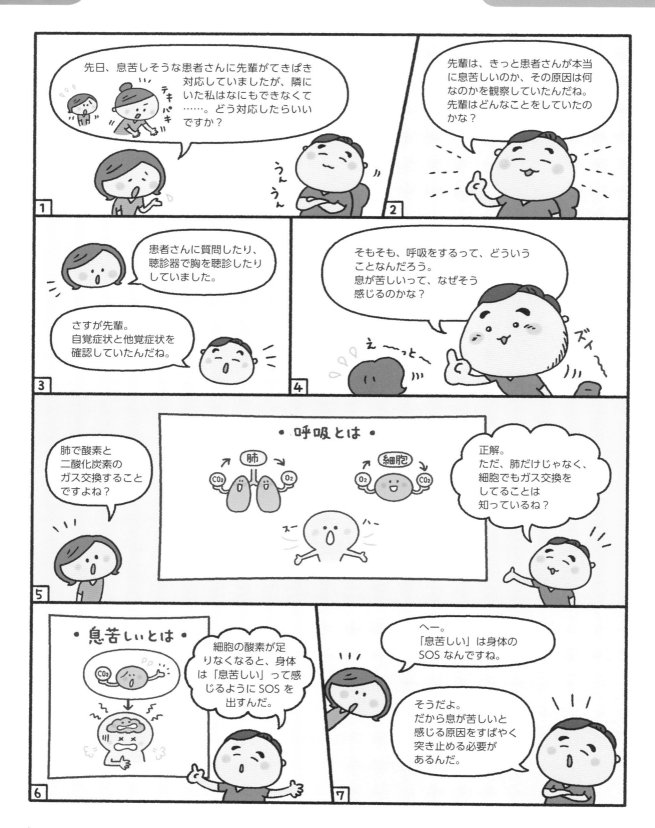

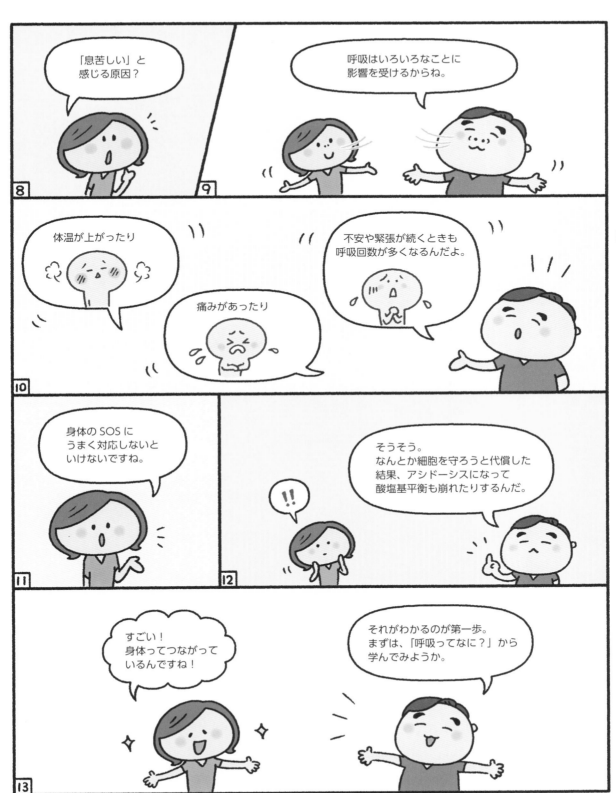

呼吸メカニズム総論

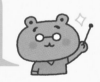

> 肺のみに疾患があるケースだけが、呼吸に変化をもたらすものではありません。呼吸は様々な生体の変化に影響を受けています。患者を観察するとき、いつもと違った呼吸をしていないか、そして呼吸の変化から原因がどこかを探ることが重要です。

呼吸に必要な臓器と器官の影響

　呼吸をするために必要な臓器は、肺だけではありません。中枢神経から末梢神経、筋（横隔膜含む）・胸郭、気道から肺、肺血管と、さまざまな臓器と器官が総合的に影響しあうことで調整されています。これを踏まえると、これらのいずれかに何らかの異常が生じた場合、呼吸に影響してくることがわかります。（➡ P22-24「満足する呼吸感覚は誰が決めてる？」）

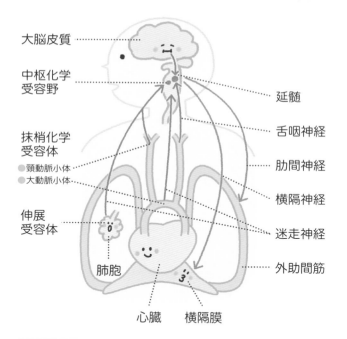

●中枢神経は、呼吸様式を調整
　呼吸中枢は延髄にあり、基本的な呼吸の調整、基本リズムを司る。
●末梢神経、筋・胸郭、気道は呼吸するための運動を担う
　肺を包んでいる骨と筋肉、ガスを導く気道、これらは末梢神経が動きを司る。
●肺、肺血管は、取り込まれた外気から酸素と二酸化炭素のガス交換を行う場所
　全身がガス交換するための玄関口で、肺は臓器の中で唯一外気と直接的な接点を持つ。

重要な酸素運搬

　酸素運搬には、心拍出量、ヘモグロビン量、酸素飽和度が影響しています。肺で酸素化された血液は全身に運ばれなくては意味がありません。酸素を全身に運ぶ役割を担うのが、ヘモグロビンと心拍出量です。酸素運搬能の計算式には、これら3つの要素（心拍出量、ヘモグロビン量、酸素飽和度）が含まれています。これらをトレンドで観察していくことが、酸素運搬が行えているか否かを間接的に評価することになります。心拍出量は、心拍数と一回拍出量のかけ算です。そのため、心拍数の変化と、前負荷、後負荷、心収縮力についての情報をとっておくことが必要です。

pHの変化と低酸素

　身体の恒常性を保つために関係しているpHは、CO_2とHCO_3によって調整されています（➡ P20）。そのため、pHの変化はCO_2の排出を司る呼吸の影響を受けており、呼吸の変化が起こった場合には、身体のどこかにpHを動かすような事象が発生している可能性を考えることもできます。

　通常、CO_2の上昇は換気（延髄にある化学感受性領域）を刺激し、CO_2上昇によるpHの酸性化を防いでいます。これを考えると、頻呼吸は表面上に見えない隠れたpHの酸性化（呼吸性アシドーシス、代謝性アシドーシス）を、できるだけ防ごうと働いていることが理解できます。

　CO_2だけでなく、O_2も呼吸に影響しています。急性に低酸素になった場合、身体は酸素を取り込もうとして呼吸を増やします。慢性的な経過では、身体が緩徐な変化に順応していくため、急性に低酸素になった場合と比べ、呼吸数上昇としての変化は現れにくくなります。

体位と換気血流の関係

　地球には重力がある影響で、健常人の肺の換気血流比は肺尖部と肺底部では異なっています（➡ P26）。肺尖部では肺底部に比べ換気が多く、肺底部は肺尖部に比べ血流が多い状態です。重力の影響で、空気は上方向に、液体は下方向にというのはイメージしやすいと思います。そのため、仰臥位になった場合は、前胸部側に空気が入りやすく背側には入りにくい、また液体である血液は前胸部よりも背側の方が多くなります。つまり、空気の入りにくい背側に血流が多いことになります。これではガス交換の効率は悪くなります。体位によって酸素化が変化する場合には、換気血流比が影響しているということを理解しておきましょう。体位によって酸素化が悪化する場合は、患者の活動や生命維持に必要な酸素化を維持できているのか否かを評価しつつ、体位を調整していくことになります。

精神面（情動）と薬剤性の影響

　呼吸に影響を与える要素として、精神面（情動）があります。苦痛や不快感は、目に見える障害によって感じるものだけでなく、目に見えない不安や心配が影響していることもあります。多くの場合、精神面の興奮は呼吸回数を増やします。

　鎮静剤や鎮痛剤（特に麻薬）の投与により、呼吸数が減少することがあります。鎮静剤や鎮痛剤が過剰に投与される場合は、医原性に呼吸数減少を起こしている可能性があります。そのため、患者の状態に見合った鎮静レベルや鎮痛効果を評価していくことが必要になります。

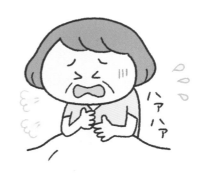

 POINT

　侵襲的処置や人工呼吸管理中に使用される鎮静剤や鎮痛剤は、鎮静や鎮痛という正の役割だけでなく、患者の呼吸を抑制する可能性があります。

酸素と二酸化炭素の交換とは どういうこと?

呼吸をするということは、口から酸素を吸い、二酸化炭素を吐くだけではありません。呼吸によって全身の各組織、細胞へ酸素が運搬され、酸素と二酸化炭素の交換が行われています。

呼吸とは?

呼吸とは口から外界の空気を取り込み、上気道を通り、肺と肺胞毛細血管を通して行う酸素と二酸化炭素のガス交換です。外呼吸と組織呼吸があり、右の模式図『ワッサーマンの歯車』で確認すると、イメージがつかみやすいです。また、呼吸はミトコンドリアから放出される細胞レベルのエネルギー（ATP）産生に重要で、二酸化炭素の排出も行い、pHの調節もしています。

組織呼吸とは?

エネルギーであるATPをつくるため、外呼吸で取り込まれた酸素（O_2）が血液によって全身の細胞に運ばれ、ミトコンドリアに使われます。そのとき生成された二酸化炭素（CO_2）を、体外へ排出するために、ヘモグロビンと結合し肺へ運搬します。これが組織呼吸（内呼吸）です。

外呼吸とは?

外呼吸とは、肺での呼吸のことです。その名の通り口から外界の酸素を取り込み、肺と肺胞、肺胞の毛細血管を通して体内の二酸化炭素と交換（ガス交換）をします。

◆ ワッサーマンの歯車

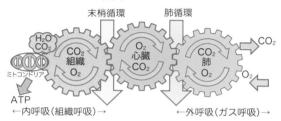

細胞(内)呼吸と肺(外)の関連に関するガス輸送機構を説明する模式図より
Wasserman K,et al:Principles of Exercise testing and interpretation,1989

◆ 組織呼吸

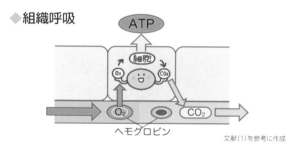

文献(1)を参考に作成

◆ 外呼吸と内呼吸のガス交換

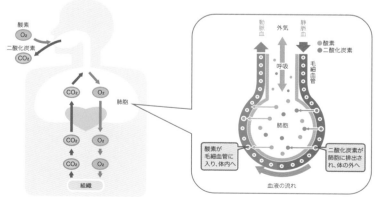

文献(1)を参考に作成

参考文献 (1)アーサー・C.ガイトン著、John E.Hall著、御手洗玄洋総監訳:ガイトン生理学 原著第11版．エルゼビアジャパン、2016年、4〜27、400〜419、495〜536. (2)道又元裕、尾野敏明、浦部 靖子ほか:人工呼吸ケア「なぜ・何」大百科 第4版．照林社、2008年、2〜18. (3)道又元裕著編、石川幸司著ほか:Nursing Care+ エビデンスと臨床知 Vol.1 No.3 呼吸管理を極める．総合医学社、2018年、360〜366. (4)道又元裕著編、春名純平著ほか:Nursing Care+ エビデンスと臨床知 Vol.1 No.3 呼吸管理を極める．総合医学社、2018年、367〜376.

ATPの産生

　私たちの身体はATPがなくては生きられません。細胞内のミトコンドリアでATPをつくるには、酸素（O_2）が必要です。ところが、酸素は体内でつくることができません。そのため、外呼吸で酸素を外界から取り込んで血液（ヘモグロビン）に結合させて全身の細胞まで送り、酸素の供給と排出された二酸化炭素の運搬を行います。この過程で水もつくられます。

$$C_6H_{12}O_6 \; + \; \underline{6O_2} \; \Rightarrow \; 6CO_2 \; + \; 6H_2O \; + \; 38ATP$$
　↳ ブドウ糖g　　↳（22.4×6＝134.4L）　⇒　（基準1molの気体：22.4L）
　↳（12×6、1×12、16×6＝72＋12＋96＝180g）
　※ 1mol＝$6.02×10^{23}$個（アボガドロ数）

ここをチェック！

☑ ATP産生に関係し生体の正常な機能・生命維持に不可欠な酸素が、体内に取り込まれているか。

☑ 外呼吸（肺と肺胞毛細血管を通して行う酸素と二酸化炭素のガス交換）に異常がないか観察する。
　⇒呼吸の状態：回数・リズム・深さに異常がないか、換気量が確実に得られていそうか、呼吸困難・呼吸副雑音・気道狭窄音がないか、患者の表情や口唇色、鼻翼呼吸、口すぼめ呼吸や肩呼吸をしていないか、奇異呼吸（陥没呼吸）をしていないか。
　二酸化炭素の排出：呼気音の異常、呼気短縮がないか。

☑ 組織呼吸（ヘモグロビンで酸素運搬しミトコンドリアで生成された二酸化炭素と酸素を交換し肺へ運搬）に異常がないか観察する。
　⇒酸素需給の状態：チアノーゼ、毛細血管再充満時間（爪床圧迫テスト）延長、冷感、頸動脈怒張（うっ血）がないか。

覚えておくと良いデータ

　患者の低酸素を予測可能なデータを覚えておきましょう。酸素解離曲線は、酸素飽和度と酸素分圧が高いときは肺胞付近などで酸素とヘモグロビンが結合していることを表し、左側へ低くなるほどヘモグロビンが酸素を分離し末梢細胞へ提供している様子を表します。なお、酸素分圧は体内組織へいくにつれ低くなります。

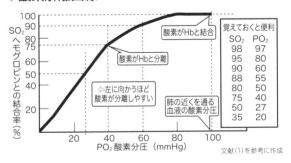

◆酸素解離曲線

	SO_2	PO_2
	98	97
	95	80
	90	60
	88	55
	80	50
	75	40
	50	27
	35	20

酸素がHbと結合
酸素がHbと分離
⇦左に向かうほど酸素が分離しやすい
肺の近くを通る血液の酸素分圧
覚えておくと便利

SO_2 ヘモグロビンとの結合率（%）
PO_2 酸素分圧（mmHg）

文献(1)を参考に作成

◆酸素瀑布

酸素瀑布（O_2カスケード）

180
160 大気 160Torr
気道内 150Torr
140
120 酸素ガス
100 肺胞気 100Torr
80 血液 動脈血
60
40 組織 混合静脈血 40Torr
20
0

肺胞気・動脈血 酸素分圧較差
組織内 細胞内

文献(5)を参考に作成

参考文献 (5) JSEPTIC（日本集中治療教育研究会）編ほか、中島幹男著ほか：INTENSIVIST Vol.10 No.2 酸素療法. メディカルサイエンスインターナショナル、2018年、333～350.　(6)杉野圭史ほか：Nutrition Care Vol.11 No.12. メディカ出版、2018年、10～12.　(7)東京都臨床検査技師会編、乾俊哉著ほか：東京都医学検査 Vol.47 No.3. 東京都臨床検査技師会、2019年、210～213.
(8)東京都臨床検査技師会編、乾俊哉著ほか：東京都医学検査 Vol.46 No.3. 東京都臨床検査技師会、2018年、187～190.

酸素はどのようにして身体の中に運ばれている？

呼吸による酸素の運搬とは、どのような仕組みによってなされているのでしょうか。外呼吸、組織呼吸における酸素の取り込みの仕組みを知り、理解を深めましょう。

外呼吸での酸素の取り込み

外呼吸では、➡P16「外呼吸と内呼吸のガス交換（図）」のように、口から取り込んだ酸素は気道を通り、肺胞まで達すると、毛細血管へ拡散されて血液中のヘモグロビンと結合します。こうして血液内に酸素を取り込むことができます。

正常時は、気道を通ってきた大気の酸素分圧（P_IO_2）は、肺胞内に入ると二酸化炭素が存在するため、肺胞気の酸素分圧（P_AO_2）はやや低下します。その後酸素は血管内にすみやかに拡散され、取り込まれた動脈血酸素分圧（PaO_2）はP_AO_2とほぼ同じです。その肺胞気と動脈血の酸素分圧の差をA-aDO$_2$といい、10Torr以下が正常です。

しかし、気道から肺胞、肺胞から血管へ運搬される仕組みのどこかで異常が起きると、P_AO_2とPaO_2に大きな差が生まれ、A-aDO$_2$は開大します。

◆肺胞でのガス交換の仕組み

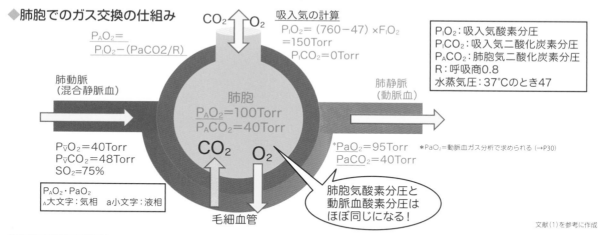

吸入気の計算
$P_IO_2 = (760-47) \times F_IO_2$
$= 150$Torr
$P_ICO_2 = 0$Torr

$P_AO_2 = P_IO_2 - (PaCO2/R)$

肺動脈（混合静脈血）

肺胞
$P_AO_2 = 100$Torr
$P_ACO_2 = 40$Torr

肺静脈（動脈血）

$P_{\bar{v}}O_2 = 40$Torr
$P_{\bar{v}}CO_2 = 48$Torr
$SO_2 = 75\%$

*$PaO_2 = 95$Torr　＊PaO_2＝動脈血ガス分析で求められる（→P30）
$PaCO_2 = 40$Torr

$P_AO_2 \cdot PaO_2$
A大文字：気相　a小文字：液相

毛細血管

肺胞気酸素分圧と動脈血酸素分圧はほぼ同じになる！

P_IO_2：吸入気酸素分圧
P_ICO_2：吸入気二酸化炭素分圧
P_ACO_2：肺胞気二酸化炭素分圧
R：呼吸商0.8
水蒸気圧：37℃のとき47

文献(1)を参考に作成

組織呼吸での酸素の取り込み

ひとつのヘモグロビンは4つの酸素と結合できますが、同時に血液の中に溶ける酸素もあります。実際に患者が外呼吸で得た酸素を体内の血液はどれくらい含んでいるのかは、右の酸素含量（CaO_2）の計算式で予測できます。つまり、生体が貧血の状態になりHbが低下している場合、組織では低酸素になっているのです。

◆血液中の酸素量

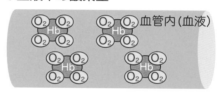

血管内（血液）

溶存酸素量 ＝ $\underline{0.0031 \times PaO_2}$
　　　　　　　└➤血漿の酸素溶解度
ヘモグロビン結合酸素量 ＝ $\underline{1.34 \times Hb \times SaO_2(\%/100)}$
　　　　　　　　　　　　　└➤Hb1gが結合する酸素の最大量
酸素含量
CaO_2
文献(1)を参考に作成

参考文献 (1)道又元裕、尾野敏明、浦部昌子ほか：人工呼吸ケア「なぜ・何」大百科　第4版. 照林社、2008年、2～18.

呼吸と血液循環はどう関係している？

肺や組織においてガス交換された血液は、どのような経路で全身に送られているのでしょうか。その血液循環は、体循環（大循環）と肺循環の大きく2つに分けられます。ここではその2つについて学びましょう。

体循環とは？

　肺で酸素化された動脈血は、心臓（左心室）から各組織へ送られます。心臓から出て、各動脈、毛細血管へと分岐し、各組織でガス交換された静脈血が心臓（右心房）に戻るまでの部分を体循環と言います。

肺循環とは？

　各組織で二酸化炭素化された静脈血は、心房・右心室から肺動脈に送り出され、肺、肺静脈を経て、動脈血として左心房に戻ります。この部分を肺循環と言います。

◆循環器系の構成と血流分布

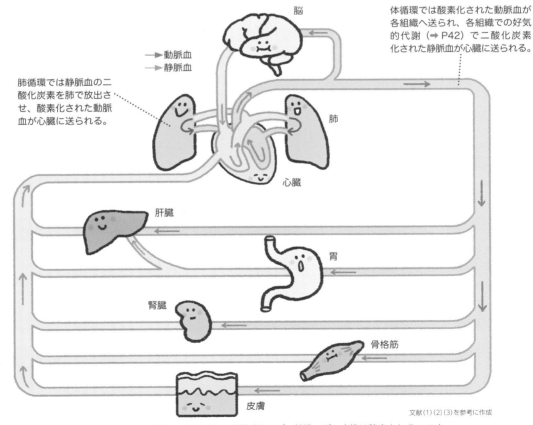

肺循環では静脈血の二酸化炭素を肺で放出させ、酸素化された動脈血が心臓に送られる。

体循環では酸素化された動脈血が各組織へ送られ、各組織での好気的代謝（➡P42）で二酸化炭素化された静脈血が心臓に送られる。

- ➡ 動脈血
- ➡ 静脈血

脳　肺　心臓　肝臓　胃　腎臓　骨格筋　皮膚

文献(1)(2)(3)を参考に作成

肺循環に問題がなくても、血圧が低いなど体循環に問題があれば、組織のガス交換は障害されるのです。

参考文献 (1)早川弘一:ガイトン 臨床生理学. 医学書院、2002年、171. 　(2)林正健二:人体の構造と機能-解剖生理学. メディカ出版、2006年、90-91. 　(3)坂井健雄、河原克雅:カラー図解 人体の正常構造と機能 第2版. 日本医事新報社、2012年、82.

呼吸を理解するうえで重要な pHとは？

pHは、酸塩基平衡を判断するうえで重要な指標です。通常血液内はpH7.40 ±0.05に保たれており、この範囲内で維持していなければ細胞内の代謝・酵素 反応などが円滑に機能せず、内部環境の恒常性を保つことができません。

酸と塩基、酸塩基平衡とは？

Bronstedの定義で、酸とは水素イオン（H^+）を放出するもの、塩基とはH^+を受け取るもののことをいいます。酸から水素イオンが離れたとき、水素イオンを受け取るはずの塩基が少なければ、水素イオン濃度が増加し、酸性に傾きます。逆に水素イオンを受け取る塩基の量が多くなると水素イオン濃度が低下して塩基性への傾きます。

通常、細胞内はほぼ中性、血液は少しアルカリ性に傾いています。この差が生体機能維持に重要な役割を持っています。そして、生体においてこの酸と塩基のバランスを保ち、血液を常に中性に保とうする生体の働きのことを酸塩基平衡といいます。体内での塩基はHCO_3^-です。

◆酸と塩基の関係

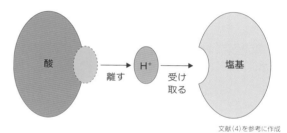

文献(4)を参考に作成

考えてみよう！

Q 以下のうち、体内に存在している酸はどれでしょうか？

二酸化炭素　　硫酸　　リン酸　　乳酸　　酢酸

A 全部正解です。代謝で生じたH^+の多くは二酸化炭素（CO_2）に変化して存在し、揮発性酸と呼ばれます。その他、食事や代謝で生じたリン酸（H_3PO_4）、硫酸（H_2SO_4）乳酸（$C_3H_6O_3$）、酢酸（CH_3COOH）などは不揮発性酸と呼ばれます。揮発性酸は肺から排出され、不揮発性酸は腎臓から直接排泄されるか、塩基（HCO_3^-）によって中和されます。このように酸塩基平衡は肺と腎臓で調整されます。

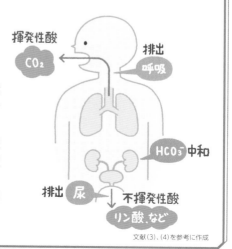

文献(3)、(4)を参考に作成

pHとは?

pHとは、水溶性の酸性・アルカリ性を表す単位の一つです。以下の式を用いて1から14までの数字で表現されます。

アドバイス

pHは、「ヘンダーソンハッセルバルヒの式」で求められます。この式で変化するのはHCO₃⁻とCO₂になります。CO₂が増えれば値が小さくなり、HCO₃⁻が増えれば値が大きくなることがわかると思います。

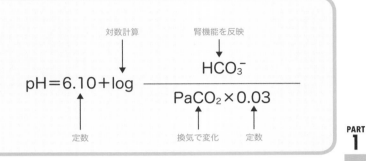

$$pH = 6.10 + \log \frac{HCO_3^-}{PaCO_2 \times 0.03}$$

対数計算　腎機能を反映
定数　換気で変化　定数

pHの動き方

pHは水素濃度とは逆の動きをします。H⁺であるCO₂が上昇すればpHは低下し、減少すればpHは上昇します。また、塩基であるHCO₃⁻が上昇すれば、相対的にH⁺が減少したこととなりpHは上昇し、逆に低下するとpHは低下します。

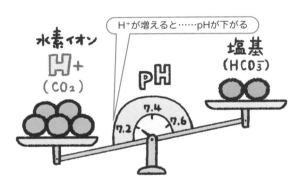

H⁺が増えると……pHが下がる

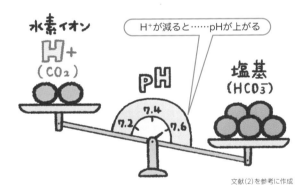

H⁺が減ると……pHが上がる

文献(2)を参考に作成

pHの値

人間は揮発酸や不揮発酸を排泄することにより、pHを7.40±0.05の狭間でコントロールしています。この範囲より低下した状態をアシデミア、上昇した状態をアルカレミアといい、極端に崩れると意識障害等になるおそれがあります。また、pHが正常範囲内にあっても、生体が酸性に傾こうとしている状態をアシドーシス、アルカリ性に傾こうとしている状態をアルカローシスといいます。

◆pHの値

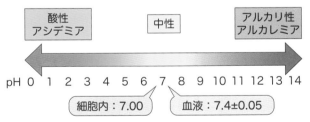

酸性　アシデミア　　中性　　アルカリ性　アルカレミア

pH 0 1 2 3 4 5 6 7 8 9 10 11 12 13 14

細胞内:7.00　　血液:7.4±0.05

参考文献 (1)道又元裕、小谷透、神津玲:エキスパート・ガイド 人工呼吸器実践ガイド. 照林社、2009年、21-22.　(2)田中竜馬:Dr.竜馬の病態で考える人工呼吸管理. 羊土社、2016年、214-215.
(3)飯野靖彦:酸塩基平衡. 日腎会誌 2001年、621-626.　(4)阿部紀一郎、森田敏子:呼吸機能学と呼吸器疾患のしくみ. 日総研出版、2009年、86-113.

満足する呼吸感覚は誰が決めてる？

呼吸するとき、常に意識的に呼吸している人はいないでしょう。通常は、無意識に呼吸が調整されています。また、意識的にも呼吸のタイミングを変えたりすることができます。それは、脳や呼吸中枢の働きで、その時々の状況に適した呼吸が行われるからです。

吸気と呼気のメカニズム

　肺は、胸郭という骨格（胸骨、肋骨、胸椎）と底面の横隔膜に囲まれた臓器で、胸郭の容積が変化することで、肺が膨らんだり、縮んだりします。胸郭の容積を変化させる役割を担っているのが、横隔膜と外肋間筋になります。

　横隔膜と外肋間筋が収縮することで胸腔の体積が増大し、胸腔内圧が下がり（陰圧が強くなる）肺に空気が送り込まれます。次に、横隔膜と外肋間筋が弛緩することで胸腔の体積が縮小し、胸腔内圧が上がり（陰圧が弱くなる）肺から空気が吐き出されます。

　また呼気では、胸郭や肺は弾性による復元力があるため、吸気で拡張したあとは受動的に元の容積に戻ることで、空気が肺から吐き出されます。

　すなわち、肺自体が自動的に膨らんだり、縮んだりすることはできず、横隔膜と外肋間筋の動きによって胸腔内圧が変化し、肺が動かされることで吸気と呼気が行われています。横隔膜が換気量の約8割を担っており、一回換気量500mlとすると、500ml×0.8＝400mlの換気量が横隔膜の動きによって行われています。

◆吸気運動と呼気運動のイメージ

横隔膜・外肋間筋収縮 → 胸腔の体積増大 → 胸腔内圧低下 → 肺が拡張 → 吸気

呼気 ← 肺が収縮 ← 胸腔内圧上昇 ← 胸腔の体積縮小 ← 横隔膜・外肋間筋の弛緩

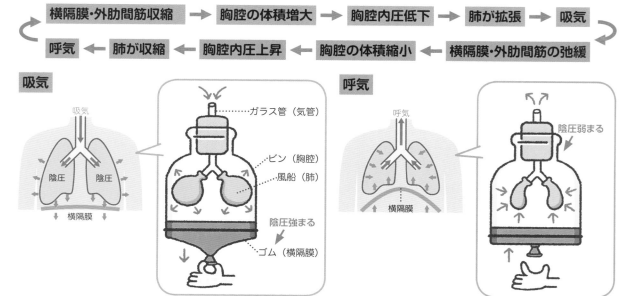

文献(1)を参考に作成

無意識的な呼吸と意識的な呼吸

呼吸は無意識的（不随意的）に行われていますが、呼吸を止めたり、呼吸の速度や深さを変えたりと意識的（随意的）にも行うことができます。

■1 無意識的（不随意的）呼吸

脳幹橋上の呼吸調整中枢、橋上部の持続性吸息中枢、延髄の呼吸中枢、中枢化学受容野が無意識的な呼吸の調整の中心的役割を果たしています。血液ガス異常をきたしたときには、中枢化学受容野と末梢化学受容体の2種類の化学受容体の働きにより、呼吸調整が行われます。

中枢化学受容野は延髄腹側表層に存在し、主に二酸化炭素の濃度を感知し、呼吸の調整を行っています。末梢化学受容体は大動脈小体（大動脈弓に存在）と頸動脈小体（総頸動脈が内頸動脈と外頸動脈に分岐する部位に存在）があり、主に酸素の濃度を感知し、呼吸の調整を行っています。日常的には主に中枢化学受容野が働くことで、無意識的な呼吸が行われています。

■2 意識的（随意的）呼吸

一方、酸素化が低下したときに患者に深呼吸を促すことがよくあると思います。患者は、意識的に深くゆっくりした呼吸を行うことができます。このような意識的な呼吸を司っているのが大脳皮質です。つまり、満足する呼吸（吸気感覚）は大脳皮質が判断しています。

◆ 呼吸と神経

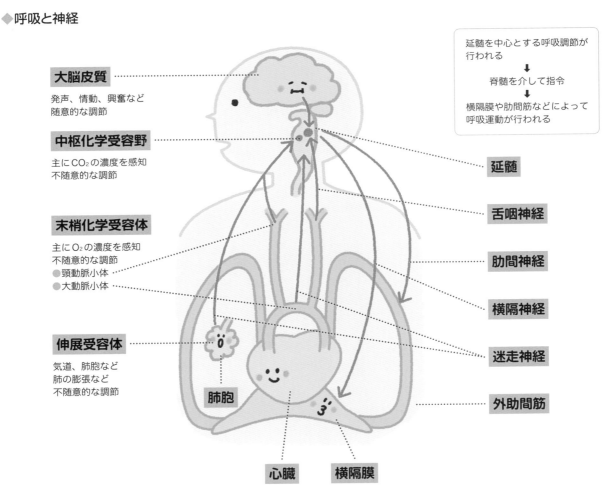

大脳皮質
発声、情動、興奮など随意的な調節

中枢化学受容野
主にCO_2の濃度を感知
不随意的な調節

末梢化学受容体
主にO_2の濃度を感知
不随意的な調節
●頸動脈小体
●大動脈小体

伸展受容体
気道、肺胞など
肺の膨張など
不随意的な調節

延髄を中心とする呼吸調節が行われる
↓
脊髄を介して指令
↓
横隔膜や肋間筋などによって呼吸運動が行われる

延髄

舌咽神経

肋間神経

横隔神経

迷走神経

外肋間筋

肺胞

心臓　**横隔膜**

参考文献 (1)医療情報科学研究所編:病気がみえるVol.4呼吸器. メディックメディア、2007年、12-18. (2)佐野裕子:エキスパートナース. 照林社、2011年、第27巻第13号:12-23. (3)柿﨑藤泰、仲
保徹:呼吸運動の仕組み. 呼吸ケア. メディック出版、2009年、第7巻第9号51-55. (4)森山隆、竹井仁、高橋賢ほか:呼吸パターンによる呼吸補助筋活動特性について-胸式呼吸と腹式呼吸との比較-徒手
の理学療法. 2007;第7巻第2号. (5)岡田隆夫:カラーイラストで学ぶ集中講義生理学. メジカルビュー社、2014年209-211、213.

二酸化炭素の濃度を感知し、呼吸の調整を行っている中枢性化学受容野は、二酸化炭素の濃度が高くなれば、呼吸を促進し二酸化炭素を排出しようとする反応が起きます。末梢化学受容体は、低酸素によって酸素の濃度が低くなれば、呼吸を促進し酸素を多く取り込もうとする反応が起こります。呼吸を促進させるメカニズムは、血液ガス異常をきたしたときに、中枢化学受容体や末梢化学受容体で感知し、延髄にある呼吸中枢に情報を伝達します。これらの情報が脊髄に伝わり、横隔膜・胸郭系の呼吸筋による呼吸運動を調整させることで、換気量の調整を行っています。

また、気道や肺胞には肺が拡張している際に、一定以上の肺の膨張を抑制するニューロン（ヘーリング・ブロイヤーの吸息抑制反射）が存在し、迷走神経を介して、呼吸中枢に情報を伝達することで吸息を停止し、呼息を発生させます。

◆ **呼吸器疾患で血液ガス異常をきたしたときの呼吸調節**

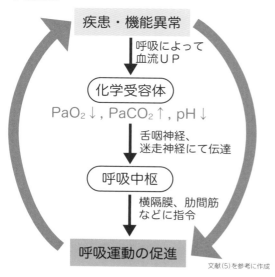

文献(5)を参考に作成

◆ **ヘーリング・ブロイヤーの吸息抑制反射**

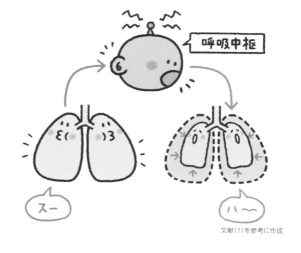

文献(1)を参考に作成

アドバイス

基本的な呼吸運動は、呼吸中枢の延髄の働きによって無意識に調整されています。例えば、大脳皮質の判断によって、自分で息を止めても限界がきたら呼吸が始まりますよね。これは無意識的呼吸運動を司っている呼吸中枢である延髄が、大脳皮質によって意図的にしている呼吸運動の停止を撤回し、呼吸を再開する司令を出すからです。

つまり、延髄から出された司令により、大脳皮質の司令が中止されたことになります。大脳皮質にとっては期待した結果に至らず、自身が感じる呼吸の評価としては、満足する結果に至らなかったことになります。したがって満足度を評価しているのは、大脳皮質なのです。

満足する呼吸感覚の目安となる、正常な呼吸状態をしっかり把握しておきましょう。呼吸回数の変化、呼吸補助筋の使用、呼吸パターンの変化などが呼吸状態悪化のサインとなります。

◆ 安静時呼吸数…12〜20回/分
◆ 吸気：呼気比＝1：1.2
◆ 呼吸パターン…胸腹式呼吸（呼吸補助筋の使用がない）

効率的換気運動とは？

換気運動は腹式呼吸と胸式呼吸があり、通常は両方が混在した胸腹式呼吸を行っています。性別や年齢によって異なる、それぞれの呼吸の特徴を捉えて効率的な換気運動が行われているかアセスメントする必要があります。

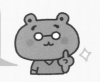

腹式呼吸と胸式呼吸

一般的に健常者は腹式呼吸が優位であり、胸式と腹式（約1：4）の混在した胸腹式呼吸を行っています。腹式呼吸であっても胸は動き、胸式呼吸であっても腹は動きます。なお、腹式、胸式呼吸のどちらかが優位となる場合があり、性別や年齢によっても呼吸の特徴が異なります。

◆腹式呼吸・胸式呼吸の特徴

	吸気	呼気
腹式呼吸（横隔膜が中心）	吸気／胸腔の拡大／横隔膜の収縮	呼気／胸腔の縮小／横隔膜の弛緩
胸式呼吸（助間筋が加わる）	吸気／外肋骨筋の収縮	呼気／外肋骨筋の弛緩

文献(2)を参考に作成

POINT

女性は男性に比べて腹筋群の発達が弱いため、男性に比べて胸式呼吸である傾向があります。妊婦の場合は、胎児の成長によって横隔膜が圧迫されることで、横隔膜の上下運動が制限され、腹式呼吸を行うことが困難となり胸式呼吸主体となります。また、腹部を締め付けるような服装によっても横隔膜の動きが制限され、胸式呼吸主体の呼吸となる場合があります。

肋骨が約45度の傾きで走行するようになる7～8歳以前の乳幼児では肋骨が水平に走行し、胸郭の断面が円形筒状になっています。横隔膜もほぼ水平であることから、横隔膜運動による腹式呼吸主体の呼吸となります。

呼吸数の目安

乳幼児は、深呼吸を意識的に行うことが困難です。さらに、1回換気量も少なく酸素消費量は成人の2倍以上と多いため、呼吸数の増加で有効換気量を補います。しかし、延髄にある呼吸中枢が未熟なため、呼吸回数を増やすことでかえって呼吸中枢が抑制され、無呼吸に陥り低酸素状態を悪化させる可能性があります。そのため、呼吸数の増加を早期発見することが最も重要な観察ポイントです。また、小児は、予備力が低く病態の変化が早いため、重症化しやすく呼吸不全から心停止に陥る可能性があります。　●成人：12～20回/分　●小児：20～30回/分　●新生児：30～50回/分

参考文献　(1)金尾顕郎、角田晃啓:正常呼吸と異常呼吸. 呼吸器ケア. メディカ出版、2015年、第13巻4号、38-44.　(2)医療情報科学研究所編:病気がみえる Vol.4 呼吸器. メディックメディア、2007年、13-14.　(3)久保田武美、坂田隆夫:呼吸法についての正しい知識. 医道の日本社、2014年、130-138.　(4)宮内節子:呼吸運動に関する研究 第2報安静呼吸時の胸部運動と腹部運動について. 民族衛生. 日本健康学会、第26巻第1号、75-78.　(5)岩田ユミ:こどもと家族のケア. 日総研、2019年、4.5月号第14巻1号、8-9.

体位が変わると血液の流れも変わる？

肺自体にも重さがあるので体位が変わると重力の影響を大きく受けます。また、静水圧の影響で血液の流れは変化し、下側に多く集まる特徴があります。体位が変わると換気量や血液の流れが変化することをアセスメントし、適切な体位を選択する必要があります。

重力と換気血流の影響

● 肺尖部と肺底部では換気量が違う

　地球には重力が存在するため、生体にも同様に重力の影響が及びます。重力の影響で、肺尖部は肺の重さで引き伸ばされますが、肺底部はあまり重さがかからないため引き伸ばされません。このため、肺尖部は肺胞が引き伸ばされ広がっているところから換気が開始するので、肺胞があまり広がらず換気量が少なく、肺底部は肺胞が広がっていないところから換気が開始するので、肺胞が大きく広がり換気量が多くなります。

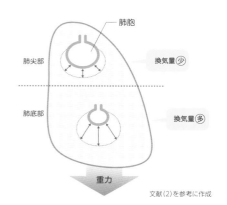

文献(2)を参考に作成

● 肺尖部と肺底部では血液量が違う

　重力の影響で肺に流れる血液量も変化します。肺尖部では、静水圧が低いため血管内径が狭くなり、血液の流れが悪く血液量は少なくなります。肺底部では、静水圧（毛細血管から水分を押し出す圧力）が高いため、血管内径が広くなり、血液の流れが良く血液量は多くなります。

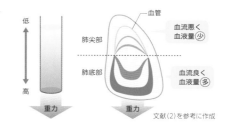

文献(2)を参考に作成

● 体位によって換気や血流が変化する

　換気が多いところに血液が多く、換気が少ないところに血液が少ない場合は、換気と血流が均衡（バランスが良い）な状態になります。反対に、換気が多いところに血液が少なく、換気が少ないところに血液が多い場合は、換気と血流が不均衡（バランスが悪い）な状態となり、ガス交換の効率が悪くなります。

　例えば仰臥位では、重力によって血流は背中側に多く流れやすい状態です。換気に関しては、背中側には胸壁や心臓、重力によって肺自体の重さが加わり肺胞自体が膨らみにくくなります。そのため、肺胞が膨らみやすい腹側に換気が多くなることで、換気と血流は不均衡になります。

　体位によって換気や血流が変化するため、患者に適切な体位をアセスメントしていく必要があります。

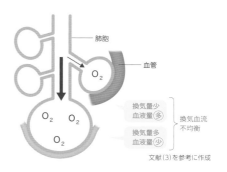

文献(3)を参考に作成

参考文献 (1)大塚将秀:呼吸管理と体位. 人工呼吸 Jpn J Respir Care. 日本呼吸療法医学会、2014年、31、24-30. (2)医療情報科学研究所編:病気がみえる Vol.4 呼吸器. メディックメディア、2007年、26-29. (3)山田高成:OPE nursing. メディカ出版、2019年、第34巻2号77. (4)岡田隆夫:カラーイラストで学ぶ集中講義生理学. メジカルビュー社、2014年、203-208. (5)山内順子、丸川征四郎:イラストで見える体位が呼吸に及ぼす効果. 呼吸ケア. メディカ出版、2012年、第10巻2号8-13.

「息が苦しい」とは?

呼吸困難を自覚した場合、患者は重症な場合が多いとされています。したがって速やかに呼吸困難の原因を突き止めるアセスメント能力が必要です。原因を把握し、呼吸困難を軽減するケアに結び付けるためには呼吸困難のメカニズムを正しく理解することが重要となります。

呼吸困難とは?

患者が「息が苦しい」(呼吸困難感)と自覚したとき、呼吸困難が起きています。肺や心臓だけが原因で起こるのではなく、緊張状態や不安状態が長く続いたり、激しいスポーツを行っても生じます。このように、呼吸困難があっても必ずしも呼吸不全があるわけではないので注意が必要です。

呼吸困難のメカニズム

呼吸は大脳皮質で意識的に調節することができる一方、呼吸中枢で無意識に自動調節することもあります。頸動脈洞および大動脈弓内の末梢化学受容器は、主に PaO_2(動脈血酸素分圧)低下を感知します。第4脳室内の延髄受容器は、主に $PaCO_2$ 上昇を感知します。これら化学受容器のバランスが崩れると呼吸困難になります。これらのバランスに影響を与える因子は、以下の4つが挙げられます。

①呼吸をするために要する仕事量が増えている。

②身体が酸素を要求しているのに、それに応じきれていない。

③換気に対する刺激を受けるセンサーが障害されている。

④中枢神経系と肺との連絡機能が異常である。

臨床ではこの点を踏まえて、フィジカルイグザミネーションと、SpO_2 や呼吸回数などの数値評価が重要です。

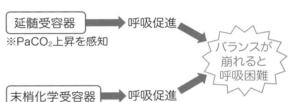

延髄受容器 → 呼吸促進
※$PaCO_2$ 上昇を感知

末梢化学受容器 → 呼吸促進
※$PaCO_2$ 低下を感知

バランスが崩れると呼吸困難

◆ 呼吸困難の原因

原因	主な疾患
呼吸器疾患	気管支喘息発作、上気道閉塞、気管内異物、肺炎、間質性肺炎、COPD、胸水など
循環器疾患	急性冠症候群、急性心不全、肺血栓塞栓症、致死性不整脈
代謝性疾患	糖尿病性ケトアシドーシス、尿毒症性アシドーシス
神経筋疾患	重症筋無力症、進行性筋ジストロフィー
心因性	過換気症候群、心身症

 アドバイス

呼吸回数をモニタなどで測ることに慣れてしまうと、ついつい自分で数えることをしなくなってしまうものです。重症病態では呼吸回数が増加、あるいは低下する場合がほとんどです。呼吸回数をきちんと測ること、そして患者の胸郭の上がりを観察することで、異常な呼吸様式に気づくことができます。意識して取り組みましょう。

参考文献 (1)3学会合同呼吸療法認定士認定委員会:呼吸療法テキスト. アトムス、2014年、16-19. (2)道又元裕編著、植木伸之介著:早引き 呼吸器看護ケア辞典. ナツメ社、2017年、28.

自然呼吸と人工呼吸はどう違う？

人工呼吸は、望ましくない生体への影響もあります。人工呼吸器装着の患者を観察、アセスメントするうえで、自然呼吸と人工呼吸の違いをきちんと理解することはとても重要です。

自然呼吸とは？

私たちは、日常的に無意識に自然呼吸を行っています。肺が勝手に広がっているわけではありません。息を吸うときは、まず始めに呼吸筋や横隔膜を使用して胸腔を陰圧にします。胸腔が陰圧になると空気が肺へと流れます。

呼気は、広がった肺が元に戻ろうとする力で、受動的に行われることになります（正常な呼吸運動にかかるエネルギー消費はゼロキロカロリー）。これが自然呼吸のメカニズム（➡P22）です。

人工呼吸とは？

人工呼吸のメカニズムは、自然呼吸と全く異なります。風船を膨らませる様子をイメージしてみましょう。人工呼吸器から空気を送り込み、胸腔を陽圧にすることで肺が膨らみます。

呼気は、自然呼吸と同じく受動的に行われます。また、人工呼吸器は、呼気終末陽圧（PEEP）と呼ばれる陽圧が呼気でもかかることがあります。つまり人工呼吸は常に胸腔内圧が陽圧になるため、生体へ様々な影響を与えることになります。

陽圧・陰圧とは？

風船に例えて説明しましょう。陽圧とは、風船の内部の圧力が風船の外より大きくなっている状態です。人工呼吸の陽圧は、肺に直接、肺の外よりも高い圧を押し込み、呼吸をさせます。

陰圧とは、風船の内部の圧力が風船の外より小さくなっている状態です。つまり、自然呼吸時は、横隔膜や呼吸筋を利用して肺を広げることで空気を引き込む力（陰圧）が働き、自然に空気が肺に流れてくる仕組みです。

◆自然呼吸（陰圧呼吸）の吸気

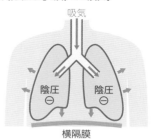

吸気筋の働きで胸腔を広げ、胸腔内圧を陰圧にして、肺へ空気を流す。

◆人工呼吸（陽圧呼吸）の吸気運動のイメージ

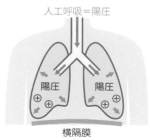

外から陽圧をかけることで肺の中との間に圧較差をつくって、肺へ空気を流す。

◆陽圧と陰圧のイメージ

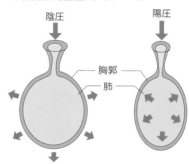

参考文献 (1)田中竜馬:Dr竜馬の病態で考える人工呼吸. 羊土社、2014年、35-38. (2)則末泰博:人工呼吸とは. 重症集中ケア. 日総研、2014年、Vol.12、No.6、4-5.

人工呼吸をすると何が変わる?

人工呼吸器を装着したからといって、「もう呼吸は大丈夫」と安心してはいけません。装着することで、生体では様々な変化が起こります。どうしても呼吸に目がいってしまいがちですが、身体全体を観察、アセスメントすることがとても重要です。

人工呼吸の循環への影響

人工呼吸はほとんどが非生理的な呼吸となり、様々な生体への影響を与えます。特に循環動態との関連性は患者の予後に直結することがあるのでしっかり理解しましょう。

● 人工呼吸で胸腔内圧が高くなると、心臓に戻る血液の量(静脈還流量)が減少し前負荷が軽減される。

・心不全で肺うっ血を引き起こしている患者は、うっ血や酸素化が改善する。

・循環血液量が減少している患者は、左室に血液量が確保されず心拍出量の低下を招くおそれがある。

⇒その場合、十分な輸液を行い循環血液量の増大を図る。

● 呼気終末陽圧(PEEP)をかけると、胸腔内圧が上昇し、左室との圧の差が低下して左心の後負荷が軽減される。

・肺が膨らむと左心が圧迫され、収縮をより強くする。

・後負荷が増大している患者は、心拍出量が増加する。

◆ PEEPまたはCPAPによる循環抑制作用

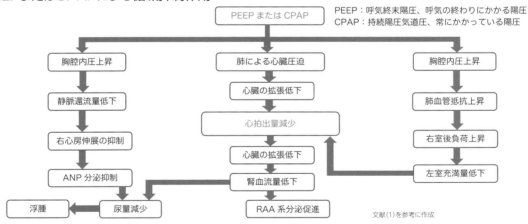

PEEP:呼気終末陽圧、呼気の終わりにかかる陽圧
CPAP:持続陽圧気道圧、常にかかっている陽圧

文献(1)を参考に作成

 アドバイス

循環動態が悪化している場合、人工呼吸によるデメリットが生命の維持を脅かす状態になることも少なくありません。しかし、呼吸を安定させるためには呼気終末陽圧(PEEP)が必須です。このような場合、カテコールアミンの持続投与や輸液療法を行い、循環動態を安定させたうえで呼気終末陽圧を付与することが望ましいです。また酸素化を改善するためには、F_IO_2または呼気終末陽圧を上げる必要があるので、F_IO_2を最初に高く設定することもあります。

引用・参考文献 (1)普天間誠:PEEPとCPAP. 重症集中ケア. 日総研、2014年、Vol.12、No.5、19-26. (2)長尾工:人工呼吸療法中の循環動態の関連性のアセスメント. 重症集中ケア. 日総研、2017年、Vol.16、No.2、16-19.

動脈血ガス分析値はどう見る？

動脈血ガス分析では、測定結果をガス交換能と酸塩基平衡の2つの視点に分けてそれぞれを評価します。ガス交換能を評価するときはPaO_2と$PaCO_2$を、酸塩基平衡を評価するときは主に、pHや$PaCO_2$、HCO_3^-などを見ていきます。

ガス交換能の評価

ガス交換能では、酸素化と換気が正常に行われているかを評価していきます。酸素化と換気を示す値が基準値から逸脱している場合はガス交換障害が生じていると捉え、何らかの対処を行う必要があります。（➡ガス交換の仕組みについてはP16-17）

● **ガス交換の指標**

【PaO_2（動脈血酸素分圧）】
　基準値：80-100Torr
　生体が酸素を取り込むことができているかの指標。
　PaO_2の値を見ることで酸素化を評価することができる。

【SaO_2（動脈血酸素飽和度）】
　基準値：97±2%
　ヘモグロビンが酸素と結合している割合。
　酸素化が低下すると、ヘモグロビンと結合する酸素の量も低下するため、この値も低下する。

【$PaCO_2$（動脈血二酸化炭素分圧）】
　基準値：35-45Torr
　生体が余分な二酸化炭素を排出することができているかの指標。
　$PaCO_2$の値を見ることで換気を評価することができる。

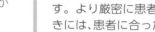

アドバイス

年齢に応じた PaO_2 の求め方 ＝100－（年齢×0.3）

　PaO_2の基準値は年齢によって変化します。より厳密に患者の酸素化を評価したいときには、患者に合った基準値を求めましょう。

こんなときどうする？

Case 肺炎に伴う呼吸苦を主訴に入院した患者さん。動脈血ガス分析をしたところ、ガス交換能を示す指標は以下の通りでした。

PaO_2	60Torr
SaO_2	90%
$PaCO_2$	25Torr

Q この患者さんに対して、測定結果から、どのようなケアをしていけば良いでしょうか？

A 換気の指標である$PaCO_2$、酸素化の指標であるPaO_2/SaO_2が正常値から逸脱しています。このような場合、過剰なケアを行うことで酸素消費量や換気量が増加し、さらなるデータの悪化を引き起こしてしまいます。そのため、この段階では一度に多くのケアを提供することは避け、ケアを分散するなど安静の保持を最優先にしていくことに努めます。また、頭部挙上をすることで酸素化の改善も期待できます。

酸塩基平衡の評価

　酸塩基平衡から、体内で産生される酸とそれを受け取る塩基のバランスを評価します。酸と塩基のバランスが崩れることを酸塩基平衡障害といい、生体に様々な症状をもたらします。

　pH、$PaCO_2$、HCO_3^-の値から酸塩基平衡障害の病態を分類し、患者の現病歴や病状と照らし合わせながら、酸塩基平衡障害をきたしている原因を分析していきます。

●酸塩基平衡の代表的な指標

【pH（水素イオン指数）】

基準値：7.35-7.45

動脈血内に存在する水素イオンの濃度。

pHが低下している場合をアシデミアといい、上昇している場合をアルカレミアという。

【$PaCO_2$（動脈血二酸化炭素分圧）】

基準値：35-45Torr

組織の代謝で産生された二酸化炭素は血液に取り込まれると、以下の反応を示し、水素イオンに変換される。

$$CO_2 + H_2O \rightleftarrows H_2CO_3 \rightleftarrows H^+ + HCO_3^-$$

そのため、二酸化炭素が増えるとpHは低下し、反対に、二酸化炭素が減るとpHは上昇する。

【HCO_3^-（重炭酸イオン）】

基準値：24 ± 2mEq/L

体内で産生された酸を中和（緩衝）してくれる塩基の代表。

HCO_3^-が減少するとpHは低下する。反対に、HCO_3^-が増加するとpHは上昇する。

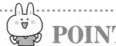

POINT

　pHが酸性の状態をアシデミア、アルカリ性の状態をアルカレミアといいます。pHの値に関係なく、生体が血液を酸性に傾けようとしている状態をアシドーシス、アルカリ性に傾けてようとしている状態をアルカローシスといいます。

（→pHについてはP20-21）

◆酸塩基平衡障害によって表れる症状

アシドーシス	アルカローシス
●不整脈の出現 ●心収縮力の低下 ●交感神経の緊張 ●薬剤反応性の低下 ●意識障害	●脳血流、冠血流の減少 ●電解質異常 　（低カリウム、低カルシウム血症）

文献(2)を参考に作成

◆酸塩基平衡障害の分類と原因

種類	病態	酸塩基平衡	原因
呼吸性 酸塩基平衡障害	呼吸性 アシドーシス	pH：低下　$PaCO_2$：上昇 HCO_3^-：代償で上昇	呼吸器疾患の急性増悪、COPDに対する過剰な酸素投与、薬剤の過剰投与など
	呼吸性 アルカローシス	pH：上昇　$PaCO_2$：低下 HCO_3^-：代償で低下	人工呼吸器の過剰換気、低酸素血症、パニック障害による過換気
代謝性 酸塩基平衡障害	代謝性 アシドーシス	pH：低下　HCO_3^-：低下 $PaCO_2$：代償で低下	高度腎不全、乳酸アシドーシス（敗血症、心原性ショック、低酸素血症）、ケトアシドーシス（糖尿病性、飢餓性）、下痢など
	代謝性 アルカローシス	pH：上昇　HCO_3^-：上昇 $PaCO_2$：代償で上昇	嘔吐や胃液の吸引、利尿薬の投与、大量輸血など

文献(1)を参考に作成

代償とは？

　酸塩基平衡障害が起きたときに、pHの値を正常に戻そうという生体の働きです。呼吸性の代償は速やかに出現しますが、腎臓でのHCO_3^-の再吸収による代償はゆるやかで、数時間後から始まります。

- ●呼吸性アシドーシスの場合、腎臓でHCO_3^-の再吸収を促進させ、pHの低下を防止するよう働く
- ●代謝性アシドーシスの場合、換気を促進し、$PaCO_2$を減少させ、pHが低下しないように働く

参考文献　(1)露木菜緒:始めての人が達人になれる使いこなし人工呼吸器. 南江堂、2012年、117-119.　(2)道又元裕、中村香織、荒井知子、ほか:見てできる臨床ケア図鑑ICUビジュアルナーシング 初版. 学研メディカル秀潤社、2014年、62-63.　(3)医療情報科学研究所編:病気が見える vol.4 呼吸器　第1版. メディックメディア、2008年、31.　(4)樫山哲夫、山本むつみ:ナースのためのやさしくわかる人工呼吸ケア　初版. ナツメ社、2007年、83.

エックス線写真（胸部）はどう見る？

胸部エックス線（X線）写真は低侵襲でありながら多くの情報が得られるため、様々な場面で撮影されます。エックス線写真を見るためには、まずはエックス線写真の原理と正常を理解する必要があります。正常を知り、異常をみつける手がかりにしましょう。

エックス線写真の成り立ち

エックス線写真は、白と黒2色の濃淡によって描出された画像です。エックス線が人体を通過する際、どれだけ通過しやすいかによって、濃淡が変わります。

骨や臓器（心臓、太い血管、胃、横隔膜など）は密度が濃いため白く写り、逆に、肺は空気をたくさん含みますので、黒く写ります。水分はエックス線を少し通しにくいので、少し白く写ります。

◆エックス線写真の成り立ち

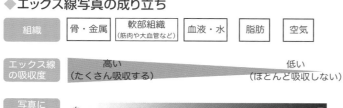

文献(1)を参考に作成

> **POINT**
>
> 体内に留置される医療デバイスの多くは、あえて白く写る（エックス線を通過させない）ようになっており、エックス線写真によって医療デバイスの位置が推定できます。

撮影のポイント

胸部エックス線像は、立位で撮影するのが基本ですが、患者によっては立位での撮影が行えず、ポータブルエックス線撮影装置を使用して撮影する場合もあります。その際、患者は座位もしくは臥位で撮影することになり、通常撮影と比べて画像上に影響が生じます。

◆通常撮影とポータブル撮影の違い

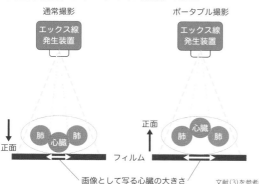

文献(3)を参考に作成

通常は胸部にフィルムを当てて撮影するため、心臓はフィルムに近い位置となる。ポータブル撮影は、背後にフィルムを当てて撮影すると心臓の位置は通常撮影時と比べ遠くなるため、心陰影が拡大されて写る。

◆体位による影響

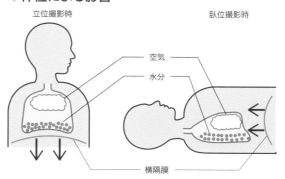

撮影する際の体位によって重力が大きく影響する。立位では胸腔臓器が下降するため横隔膜も下降しやすく、肺野を広く写すことができる。また、水分は重力にしたがって移動するため、胸水貯留時、立位では下肺野にたまり評価しやすい。臥位では背側全体に広がるようにたまるため、評価しづらい。

参考文献 (1)本折健編:ケアに活かす画像の知識 読める わかる 自信がつく. 学研メディカル秀潤社, 2010年, 8-50. (2)道又元裕編:これならわかるICU看護. 照林社, 2018年, 252-260. (3)長谷川隆一:ポータブルX線・CT読影の黄金ルール. 呼吸器ケア. メディカ出版, 2017年, 第15巻2号, 8-21.

正常なエックス線写真

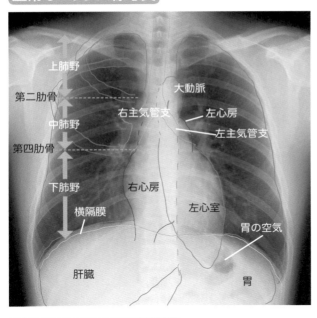

上肺野
第二肋骨
右主気管支
中肺野
第四肋骨
下肺野
横隔膜
右心房
肝臓

大動脈
左心房
左主気管支
左心室
胃の空気
胃

画像を見る際に最も重要なポイントは、正常を知ることです。肺は空気を多く含むため黒く写ります。しかしよく見ると、ごく淡く白いものが写っているのがわかります。これは肺全体を取り巻く血管が写るためであり、正常です。

エックス線写真では、肺野を「上・中・下肺野」で区切って観察します。第二肋骨より上が上肺野、第二肋骨から第四肋骨までが中肺野、第四肋骨より下が下肺野となります。

透過性低下と透過性亢進

　肺に炎症が起こったり、水や血液がたまったりすると、エックス線が通りづらくなり、肺野が白く写ります。これを「透過性低下」と呼びます。逆に、薄い血管陰影も写らないぐらいエックス線が通りやすくなり、肺野が正常よりも黒く写ることがあります。これを「透過性亢進」と呼びます。肺野の透過性は、「低下」しても「亢進」しても肺の異常を示します。

◆ 透過性の異常と疑われる病態

透過性低下	透過性亢進
胸水 無気肺 肺炎 肺水腫 腫瘍	肺気腫 気胸 肺血栓塞栓症

◆ 透過性低下

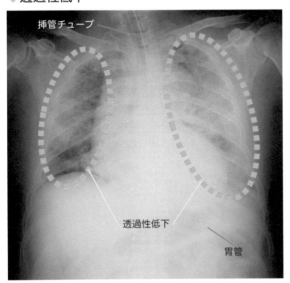

挿管チューブ

透過性低下

胃管

ポータブル・臥位で撮影したエックス線写真。
● 両肺野の間質性肺炎・ARDSにより肺野全体に炎症と胸水が存在しており、透過性が低下している。
● 挿管チューブと胃管が挿入されている。

◆ 透過性亢進

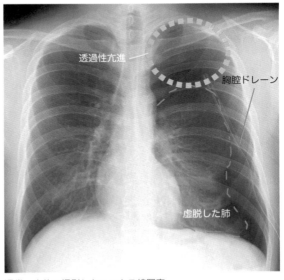

透過性亢進

胸腔ドレーン

虚脱した肺

通常・立位で撮影したエックス線写真。
● 左肺の自然気胸により、肺が虚脱し小さくなっている。
● 虚脱した部位は肺の血管が写らないため、透過性が亢進している。
● 心臓や気管が、虚脱した肺に押されて右側に偏移している。
● 胸腔ドレーンが挿入されている。

呼吸にとって酸素とは？

私たちが呼吸をしているとき、酸素は身体にどのような影響を与えるのでしょうか。酸素が不足しているときだけでなく、過剰に投与されたときにどのような影響があるのかを、あわせて把握しておくことが大切です。

呼吸にとって酸素とは？

酸素は、私たちの生命活動に必要なエネルギーであるATPを効率よく産生するときに必要不可欠な物質です。私たちは絶え間なく呼吸を行い、生命の維持に必要な酸素を大気中から取り込んでいます。（→ATPの産生についてはP16-17「酸素と二酸化炭素の交換とはどういうこと？」）

酸素が不足しているときの身体に与える影響

身体の組織に酸素が不足した状態が続くと、細胞の代謝障害や臓器障害を引き起こし、生命の危機的な状態に陥ってしまいます。この状態を低酸素症といいます。低酸素症を引き起こす原因としては、低酸素血症、組織低還流、組織酸素利用能の低下、酸素需給バランスの失調などが挙げられます。

低酸素血症

血液中（動脈）の酸素が少ない状態を低酸素血症といいます。低酸素血症を引き起こす原因としては、肺胞低換気、換気血流比不均等分布、拡散障害、肺内シャントがあります。症状として、意識障害、チアノーゼ、頻脈、呼吸困難、頻呼吸、動悸などが見られます。

過剰な酸素投与

長時間過剰に酸素が供給されると、活性酸素（フリーラジカル）が身体の細胞や組織に傷害を与え、呼吸器系や中枢神経系に障害を引き起こします。この状況を、酸素中毒といいます。（→症状の解説についてはP56「過剰な酸素は有害になる？」）

◆ 低酸素症の原因

低酸素血症	動脈血中の酸素含量が減少している状態
組織酸素利用能の低下	細胞の障害により組織が供給された酸素を利用できない状態
組織低還流	血流量低下により酸素が組織へ十分に運搬されない状態
酸素需給バランスの失調	組織の酸素消費量の増加により、供給された酸素だけでは足りない状態

◆ 低酸素血症の原因

肺胞低換気	肺胞内に取り込まれる空気が減少し、体内の酸素量が少なく、二酸化炭素が多くなっている状態
換気血流比不均等分布	肺胞の換気量と肺の血流量のバランスが悪い状態
肺内シャント	肺胞内のガスと肺胞毛細血管を流れる静脈血が接触せず、ガス交換をしないまま心臓に還流している状態
拡散障害	肺胞の膜が障害されて肺胞と肺毛細血管とのガス交換に障害ができた状態

◆ 酸素中毒の症状

呼吸器系の症状	中枢神経系の症状
●激しい咳嗽 ●吸気時の灼熱感 ●深呼吸時の前胸部の不快感 ●気道浄化の障害 ●吸収性無気肺	●視野障害 ●聴覚障害 ●耳鳴　●嘔気 ●筋攣縮　●焦燥感 ●興奮　●眩暈　など

参考文献 (1)有田秀穂編、高橋英嗣著:呼吸の事典. 朝倉書店、2006年. (2)長尾大志:まるごと図鑑　呼吸の見かた. 照林社、2017年. (3)岩田充永編、坪井重樹著:カンタン理解!呼吸のしくみとはたらき. 照林社、2016年. (4)道又元裕編、木下佳子著:人工呼吸ケアのすべてがわかる本. 照林社、2002年. (5)道又元裕編:ICUトータルアセスメント クリティカルケア領域の看護計画. 学研メディカル秀潤社、2017年. (6)道又元裕編:人工呼吸ケア「なぜ・何」大百科. 照林社、2008年.

呼吸にとって二酸化炭素とは？

二酸化炭素は身体にとって老廃物であり、体外に排出できずに蓄積し続けると、身体を酸性に傾け、生命の危機的状態をもたらします。二酸化炭素が身体に与える影響を知っておくことが大切です。

呼吸にとって二酸化炭素とは？

二酸化炭素は、私たちの生命活動に必要なエネルギーであるATPを産生するときに生じる老廃物です。この不要になった二酸化炭素は、血液に取り込まれて肺胞に運ばれ、呼吸により体外に排出されます。（➡ ATPの産生についてはP16-17「酸素と二酸化炭素の交換とはどういうこと？」）

高二酸化炭素血症

二酸化炭素を体外に排出できない状態を高二酸化炭素血症といいます。

二酸化炭素は、酸の性質をもっています。慢性閉塞性肺疾患や気道の閉塞などの重症の肺疾患や呼吸中枢の抑制、呼吸筋力の低下により、二酸化炭素を体外に排出できなくなると、体は酸性に傾いていきます。体内に酸が蓄積し続けると、様々な臓器障害が起こり、生命の危機的な状態になってしまいます。二酸化炭素が過剰に蓄積していくと、右図のような症状が現れます。

◆ 高二酸化炭素血症の症状

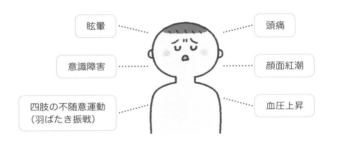

眩暈／意識障害／四肢の不随意運動（羽ばたき振戦）／頭痛／顔面紅潮／血圧上昇

低二酸化炭素血症

血液中の二酸化炭素が低下した状態を低二酸化炭素血症といいます。低酸素血症の代償や感染症による呼吸中枢の刺激、過換気症候群などによって、換気が過剰に起こり、血液中の二酸化炭素が低下すると、右図のような様々な症状が現れます。（➡ 過換気症候群についてはP114-115「過換気症候群の治療と看護ケアとは？」）

◆ 低二酸化炭素血症の症状

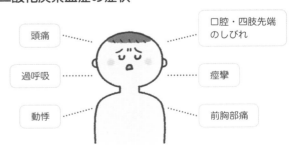

頭痛／過呼吸／動悸／口腔・四肢先端のしびれ／痙攣／前胸部痛

参考文献 (1) 有田秀穂編、福田康一郎著:呼吸の事典、朝倉書店、2006年。 (2) 長尾大志:まるごと図鑑 呼吸の見かた、照林社、2017年。 (3) 岩田充永編、坪井重樹著:カンタン理解!呼吸のしくみとはたらき、照林社、2016年。 (4) 安倍紀一郎 森田敏子:関連図で理解する 呼吸機能学と呼吸器疾患のしくみ、日総研出版、2009年。

呼吸と体温の関係とは？

身体が体温を調節しようとするとき、呼吸にも影響を及ぼします。必要以上に体温が上昇したときには、熱を放散させようと呼吸回数を増加させたり、換気が促進され呼吸回数が増加することもあります。

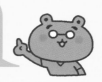

呼吸と体温の関係とは？

人間の体温は、通常36〜37℃付近（基準値）に保たれています。視床下部にある体温調節中枢が、体内で産生する熱量（熱産生量）と体外に放出する熱量（熱放散量）を均等になるように調節しています。

熱放散量が増加する際の生体反応

感染や外傷などが生じたとき、体温は上昇します。身体は体温を一定温度に保とうと熱放散量を増やすため、皮膚血管を拡張させたり、発汗させて皮膚から放散しようとします。それでも体温が上昇するときは、気道で空気を入れ替えて水分を蒸発させたり、外気と接触して熱伝導を起こして熱を放散しようとするため、浅く速い呼吸になります。

◆体温上昇時の生体反応

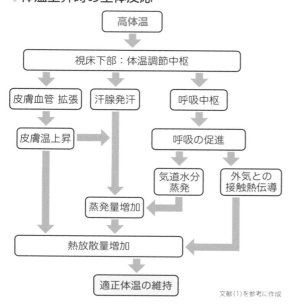

文献(1)を参考に作成

熱産生量が増加する際の生体反応

外傷を負ったり、激しい運動を行うと交感神経が興奮します。その結果、アドレナリンが増加して代謝量が増加するとともに熱産生量も増加します。このとき、酸素消費量と二酸化炭素産生量も増加し、換気が促進されて呼吸回数が増加します。

◆交感神経が興奮した際の生体反応

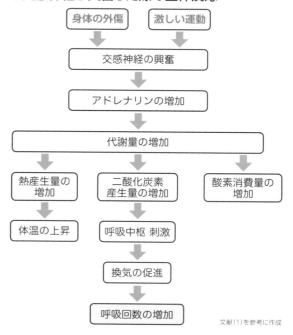

文献(1)を参考に作成

参考文献 (1)安倍紀一郎 森田敏子:関連図で理解する 呼吸機能学と呼吸器疾患のしくみ. 日総研出版、2009年. (2)K.Pleschaka著 入來正躬編:体温調節のしくみ. 文光堂、1995年. (3)江口正信編著:根拠から学ぶ基礎看護技術. サイオ出版、2015年.

呼吸と痛みの関係とは？

痛みは、生命の維持に直結する警告信号でもあり、不快な感覚でもあります。呼吸中枢や自律神経が刺激されることで、呼吸が促進されます。そのメカニズムを、よく理解しておきましょう。

痛みは身体の警告信号

痛みには、生命の維持に直結する警告信号としての役割があります。そのため、身体が痛みを感じたときには、危険から逃れようとする逃避反応を起こします。この痛みによる警告信号は、呼吸中枢を刺激し、侵害逃避反応として呼吸の促進をもたらします。

痛みによる呼吸への影響

痛みは人にとって不快な感覚です。痛みが起こると、ストレス反応を引き起こし、そのストレスが視床下部にある自律神経を刺激します。そして、ストレスから身を守るべく、交感神経が興奮します。その結果、気管支平滑筋を弛緩させ、気道を広げ呼吸が促進されます。また、痛みが精神的ストレスとなって交感神経を興奮させることでも、呼吸の促進が起こります。

術後痛が及ぼす呼吸器系への影響

術後痛は、肺活量、機能的残気量、一回換気量などを減少させます。また、痛みによる反射的な腹部の筋緊張や横隔膜の機能低下が引き起こされます。さらに、痛みに対する恐怖感から深呼吸や咳嗽が抑制され、気管分泌物の排出が困難となるため、無気肺などの肺合併症を引き起こします。

このため、痛みに対して経時的なアセスメントと適切な鎮痛管理を行うことが大切です。

◆痛みによる呼吸への影響

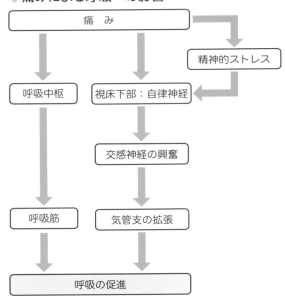

> ## POINT
>
> 痛み刺激は、痛みの強さにより呼吸を促進させます。痛みが強いとき、吸息時間が短縮し、呼吸回数が増加することで、頻呼吸となります。さらに痛みを強く感じるときには、呼息時間の短縮とともに、一回換気量が増加します。

参考文献 (1) 有田秀穂編、高橋英嗣著:呼吸の事典. 朝倉書店、2006年. (2) 伊藤和憲:図解入門 よくわかる 痛み・鎮痛の基本としくみ. 秀和システム、2011年. (3) 丸山一男:痛みの考えかた しくみ・何を・どう効かす. 南江堂、2014年. (3) 剱持雄二:基礎からはじめる 鎮痛・鎮静管理マスター講座. 南江堂、2015年.

呼吸と精神面の関係とは？

呼吸は、心の動きとも深く関わっています。パニックに陥ったときなど、呼吸が乱れ、さらに患者の不安感をあおってしまうこともあります。普段からコミュニケーションを図り、相手の気持ちを理解する姿勢が大切です。

呼吸と精神面の関係とは？

人は、呼吸の速さや深さ、一時的に止めるなど、自らの意思によって呼吸運動をコントロールできます。しかし、緊張したときなどはコントロールができず、呼吸が苦しかったりしゃべりにくかったりすることもあります。

わかりやすい例として気管支喘息や過換気症候群は心の影響を受けやすい疾患です。気管支喘息は、不安、恐怖、抑うつなどの心理状態や、予期不安が強いと病気の苦しさを想像するだけで喘息発作が出たりします。

過換気症候群も不安や抑うつ、パニックなどの心理状態が影響します。呼吸中枢により呼吸が抑制されることで息苦しさを感じて余計に呼吸をしたり、手足のしびれや筋肉の痙攣も起きたりすることで、さらに不安を感じて呼吸が悪くなるという悪循環に陥ります。その他、心理的因子で起こる神経性咳嗽は、情動の抑圧などが関与し発症するとされています。

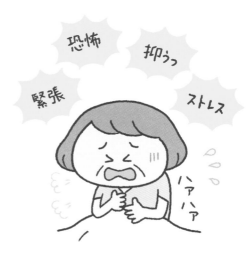

ケアのポイント

人は動物的な本能として、触れることでコミュニケーションを図ることができます。皮膚に心地よい刺激が加わると、オキシトシンという神経伝達物質が分泌されます。オキシトシンには子宮収縮などのイメージが強いかもしれませんが、心身ともにリラックスし、ストレスを軽減させる効果があります。また、触れる側もオキシトシンの分泌が高まるとされています。面会時には家族が手を握る、身体をさするなどができるように関わることで、双方の心のケアにもなります。

アドバイス

呼吸器系疾患などの患者は、「息切れ」という生命危機に対する不安や日常生活の制限などのストレス、病気の進行とともに強まる絶望感や無力感により抑うつ・不安などを生じやすいです。逆に呼吸が精神面に影響を与えることも多いです。

たとえ意識がなくても触れてもらい、「○○さんも安心していると思います」など声をかけましょう。医療従事者にとっても気持ちを共有する重要な手段だと考えます。

参考文献 (1)宮岡等編著:脳と心のプライマリケア3 こころと身体の相互作用. シナジー、2014年、2-20. (2)山口創:皮膚感覚の不思議 「皮膚」と「心」の身体心理学. 講談社、2006年、43-53. (3)真島一郎ほか:呼吸領域における心身症研究と診療の動向. 心身医学第53巻第2号. 日本心身医学会、2013年、心身症119〜151. (4)池原敏孝ほか:人体生理学の基礎 改訂第2版. 医学出版社、2016年、216-225.

呼吸と排泄の関係とは？

何気ない排泄時のいきみが、呼吸状態を悪化させることがあります。排便姿勢は患者と相談しながら、体に負担がかからない方法を考えましょう。また、理想の便を目指すことも看護師の腕の見せ所です。

呼吸と排泄の関係とは？

　排泄時のいきみには、息を止める動作があります。健常者にとっては問題ありませんが、呼吸機能が低下した高齢者や呼吸器疾患の患者ではリズムが乱れ、呼吸状態の悪化に繋がることがあります。

　また、腹圧の上昇には横隔膜の動きが強く影響し、いきみ動作時は動きが制限されます。排泄時の過度な前傾姿勢は、腹圧を増強させ、横隔膜の動きをさらに制限させる可能性があります。便の調整も重要です。*ブリストルスケールなどで評価を統一し、呼吸への負荷を減らします。

*英国ブリストル大学のHeaton(ヒートン)博士が1997年に提唱した、便を形状と硬さで7段階に分類する指標。

排泄時の姿勢

　排泄時、筋肉が緊張することによってリラックスしたときに比べ、酸素を消費してしまいます。

　排便時は鼻から吸って口からゆっくりと吐き、息を止めないように行います。前傾姿勢を補助する用具もあり呼吸補助で検討しても良いかもしれません。最も排泄しやすい姿勢は蹲踞位と言われていますが、呼吸への影響を考え、軽い前傾姿勢にとどめます。また、踏み台の使用は姿勢も良く呼吸もスムーズです。その場合は真っすぐ座ります。

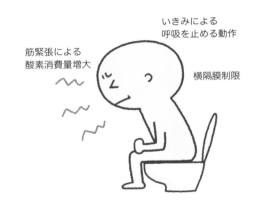

筋緊張による
酸素消費量増大

いきみによる
呼吸を止める動作

横隔膜制限

◆前以座位と蹲踞位のイメージ

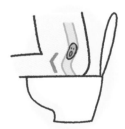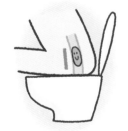

前以座位　　　　　　　　　蹲踞位

呼吸が苦しくならないよう、軽い体幹前傾が良い。

前傾座位より直腸と肛門が排便しやすい角度となるが、呼吸状態の悪い場合は難しい。

アドバイス

　新生児は腹式呼吸であるため、ガスの貯留や腹部の膨満が容易に呼吸状態の悪化に繋がります。適宜打診などでこまめに観察し、排気や必要時には浣腸を行います。また胃管から空気を引いたり、可能な範囲で頭部を挙上したりします。

　排便回数や間隔・量は個人差があります。大事なのは、便が出たタイミングで便の性状を見ることです。息苦しさで食事がとれないと、便の材料（食物繊維など）が不足します。その場合は食事の問題です。便秘や下痢をみた際は、どこに問題があるのかを考えます。

参考文献 (1)豊原敏光:みんな気になる!排泄ケアのなぜ?&どうする? Expert Nurse, 2019年, 第35巻第11号:15-18. (2)道又元裕監修、三浦規雅編:重症小児患者ケア　ガイドブック. 総合医学社、2018年、85-92. (3)神山剛一:うんトレ 誰にも言えないうんこのトラブル「スッキリ解消!」ブック. 方丈社、2019年、80-87. (4)神山剛一:高齢者と排泄ーアセスメントとケア高齢者の便秘、MB Med Reha. 2019年、No.233、43-50.

呼吸と栄養の関係とは？

> 栄養を摂ることは当たり前のことなのに、実際の現場では見過ごされている場面もあります。看護師は患者の一番近くで過ごすため、早期に発見・介入できる職種です。その強みを活かして、まずは気にかけ、声をかけましょう。また、その必要性を理解し協力してもらうことが大切です。

呼吸と栄養の関係とは？

酸素だけでなく、材料である栄養素がなければ、呼吸でのエネルギー獲得はできません。もし入ってくる材料がなかったら、私たちは自分の体（脂肪とタンパク）を壊して材料をつくりエネルギーに変えようとします。その場合、通常であれば代謝（➡P42）を抑えることで体を壊すことを防ぎます。しかし、侵襲が加わると、異化反応が亢進する（合成よりも分解が上回る）ため、体を壊すことを防げません。

呼吸状態の悪い患者は、息苦しさなどにより、食事をとれないことがよくあります。また、例えばCOPDでは肺の過膨張や換気効率が悪くなり酸素消費量の増大や炎症により安静時のエネルギー消費量（REE）は通常の1.5倍になります。食事もとれず、どんどん痩せて、さらにREEが増えるという悪循環に陥ります。とくに低体重患者ではその傾向があり、筋肉や体重の減少は呼吸や疾患と闘うための力がなくなることを意味します。呼吸状態を良くするには積極的な栄養介入は必要不可欠です。このように栄養不良の原因は、栄養の摂取不足や過剰な消費です。どちらか一方もあれば、両方が原因となることもあります。日々の食事状況を気にかけることが重要です。

必要エネルギー量の算出と評価

はじめは簡易式でも良いので、まず必要なエネルギーがどのくらいなのかを計算し、処方設計を考えます。重症患者の急性期では、エネルギーの入れ過ぎが問題になることがあります。炎症やデータをみながら徐々に目標まで増やしますが、ときには減らすことも検討します。エネルギー消費が大きいときや食べることができていない人は元気がない場合が多いです。病棟のベッドサイドに追加で出されたジュースや高カロリーの栄養剤がたくさん残っている場合もみかけます。そのようなときは患者に摂取できなかった理由を聞き、先輩や栄養士、医師へ相談し、どうすれば栄養を摂れるのか一緒に検討します。患者の嗜好や点滴の補助でサポートできることもあります。そして必ず経過をみて評価・修正を繰り返します。

> **標準体重＝身長(m)×身長(m)×22**
> ※投与熱量や各種栄養素の投与量は標準体重を基に算出
>
> **エネルギー投与量の初期値**
> **＝25～30kcal／kg／day**
> ※実測体重ではなく、標準体重を用いる

呼吸商とは？

エネルギー基質（糖質、タンパク質、脂質）が代謝される際に消費される酸素の量と二酸化炭素の産生量の割合のことを呼吸商（respiratory quotient）といいます。

各栄養素でその割合が異なり、糖質1.0、タンパク質0.8、脂質は0.7となります。

糖質であれば酸素1分子を消費して二酸化炭素1分子がつくられます。つまり脂肪を多く燃焼させたときには、酸素の消費量に対して二酸化炭素産生量が少ないということになります。

呼吸不全患者用の栄養剤では呼吸商に配慮し脂質含量が多くなっています。

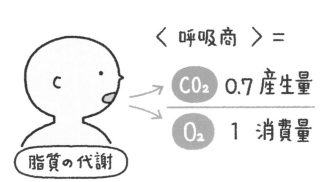

 アドバイス

脂質を増やすことで消化器系の負担になることもあります。また、胃内停留時間が長いため、横隔膜運動を妨げることになり、呼吸困難を増悪させることもあります。

呼吸状態の改善が見られる場合には、栄養素を考慮し、バランスの良い栄養剤へ変更を検討しましょう。

リフィーディングシンドロームとは？

高度の低栄養や慢性の低栄養状態にある患者に、積極的な栄養療法を開始した際に認められる代謝性合併症です。

急速にグルコースの投与を開始すると、グルコースとともに血中のリンが細胞内に取り込まれ、低P血症、低Mg血症、低K血症を引き起こします。心収縮障害、呼吸不全、意識障害、痙攣、高度のアシドーシスとなり、またカリウム、マグネシウムの濃度も低下するため不整脈を引き起こし、重症化すると「死」に至ります。

高齢者はハイリスクに該当することも多いため、その際は実測体重で5〜10kcal/kg/dayの少量から開始し必ずカリウム、リンなどの電解質をモニタリングします。

◆急激に糖が補給されると……

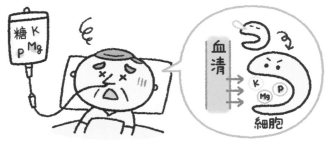

細胞内のタンパク合成が亢進されることで、細胞内でのP、Mg、Kの需要が高まっている。

こんなときどうする？

Q 栄養剤の選択がわかりません。

A 脂質含量のように、血糖に配慮されたもの、少量の水分で高カロリーのもの、亜鉛含量が多いもの、食物繊維の有無など、それぞれ特徴があります。院内採用の栄養剤一覧を比較すれば選択しやすいでしょう。

参考文献 (1)日本経静脈栄養学会編著:日本経静脈栄養学会 静脈経腸栄養ハンドブック,南江堂,2014年,35-91. (2)松木健宏:できるICUナースの数式マスター. 重症集中ケア 第17巻第1号, 日総研. 2018. 81. (3)Arthur C. Guyton:ガイトン生理学原著第11版. エルゼビア・ジャパン株式会社,2016年,916. (4)日本静脈経腸栄養学会認定委員会編:日本静脈経腸栄養学会認定試験基本問題集 第3章経腸栄養法と静脈栄養法 refeeding syndromeの発生機序. 南江堂,2013年,94.

呼吸と代謝の関係とは？

> ある日、藻の一種であるシアノバクテリアが光合成で酸素をつくり出し、生物は酸素を使った呼吸（好気的代謝）で効率的にエネルギーを得られるようになりました。それまでの酸素を使わない方法（解糖系）よりも格段にエネルギーを得られる代謝の仕組みによって、あらゆる生物の活動は支えられています。

呼吸と代謝の関係とは？

　私たちは食べた栄養素を分解してエネルギーを取り出し、必要なものをつくり貯蔵します。これらを代謝といい、呼吸により大きなエネルギーを得ることができます（➡ P16-17）。

好気的代謝と嫌気的代謝

　解糖系はグルコースを分解しピルビン酸に形を変えます。ピルビン酸は十分な酸素があればミトコンドリアに入りアセチルCoAに形を変えます。酸素を使うことでクエン酸回路→電子伝達系へと進みます。

　一方、酸素が不十分だと、ミトコンドリア内に入れず乳酸になります。激しい運動など酸素供給不足では、この解糖系で瞬時にATPをつくりますが、たった2つのATPしかつくれず、運動は長続きしません。また、乳酸を肝臓で代謝し（Cori回路）再び糖新生やクエン酸回路に使いますが、その際6つのATPを使うため、2－6でマイナス4つと逆にATPを失います。解糖系は酸素供給が少なくても何とか維持するバックアップなのですが、組織の酸素不足が持続すればCori回路が活性化しどんどんエネルギーを失います。乳酸値が上昇していたら低酸素や脱水などを評価し医師へ報告しましょう。

◆ATPは解糖系→クエン酸回路→電子伝達系の3段階でできる

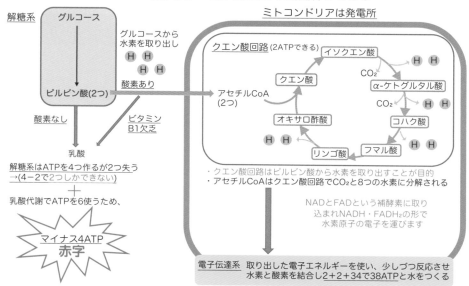

文献（1）を参考に作成

参考文献 （1）日本経静脈栄養学会編著:日本経静脈栄養学会　静脈経腸栄養ハンドブック. 南江堂、2014年、35-91.　（2）増田敦子:解剖生理をおもしろく学ぶ. 医学芸術社、2014年、12-16、40-44、76-79、100-107.　（3）吉村成弘:大学で学ぶ身近な生物学. 羊土社、2015年、12-27、40-55.　（4）NHK取材班著:生命40憶年はるかな旅　海からの創世. 日本放送出版協会、1994年、18-91.

呼吸をみるって
どういうこと?

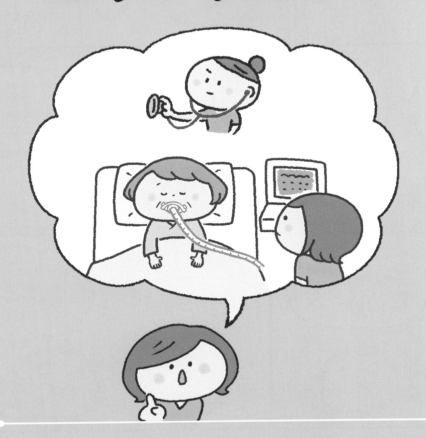

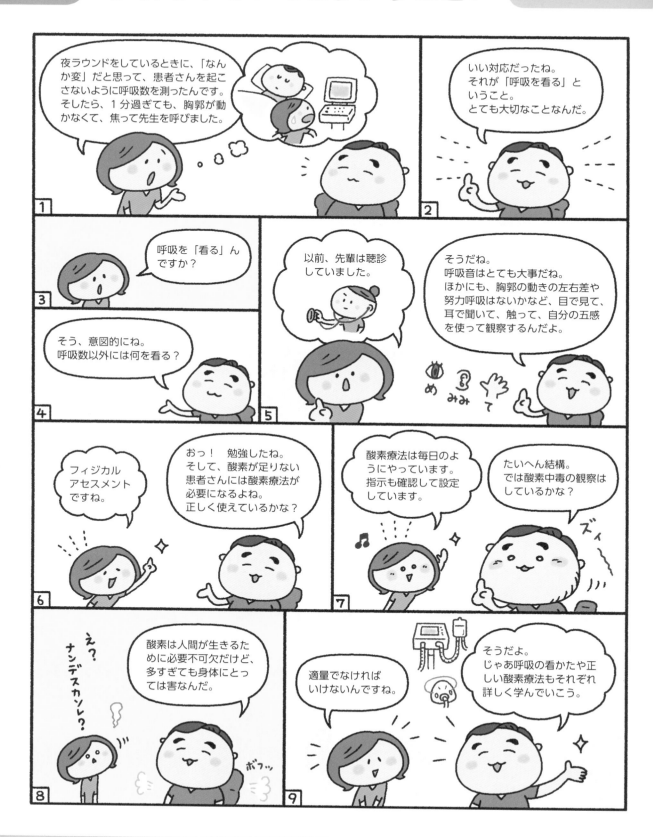

フィジカルイグザミネーション総論
―視診、触診、打診、聴診の意味と技術的方法―

フィジカルイグザミネーションとは、「フィジカル=身体」を、「イグザミネーション=査定や考査」することです。つまり、患者の身体から客観的な情報を得るための手段またはそれにより得られた情報のことです。その方法には、視診・触診・聴診・打診があり、観察者の五感を活かして情報収集します。

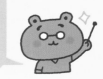

フィジカルイグザミネーションの基本

フィジカルイグザミネーションの基本は、正常を知ることです。正常でなければなんらかの異常があると判断するのです。そして、それを「なんとなく変」ではなく、「ここが正常と違う」としっかりと言語化することが大事です。

フィジカルイグザミネーションの順番

フィジカルイグザミネーションを実施するときは、観察の手技で呼吸に影響を与えないように、患者への刺激の少ない方から行います。

視診

まず、呼吸回数、呼吸パターンなどを確認します。呼吸回数を測定するときのポイントは、患者が呼吸を意識しないように声をかけることです。また、呼吸パターンは胸鎖乳突筋の緊張や鎖骨上窩の陥没など努力呼吸の兆候の有無を観察することが重要です。さらに、チアノーゼなどの皮膚の状態は貧血や低酸素状態を評価できるため合わせて観察します。

ここをチェック!

☑ 呼吸回数
| 正常 | 15〜20回/分 |
| 異常 | 8回/分未満（徐呼吸）
25回/分以上（頻呼吸） |

☑ 呼吸パターン
| 正常 | 左右対称性の胸式・腹式呼吸 |
| 異常 | 努力呼吸・リズム不正 |

☑ 皮膚状態
| 正常 | 血色のよい色 |
| 異常 | 顔面・爪色などの蒼白
チアノーゼ・発汗 |

（➡呼吸パターンの異常についてはP50）
（➡呼吸状態の確認についてはP49）

1 胸郭

胸郭の触診は、剣状突起を中心に左右の肋骨に沿って両手を当て、左右の拡大に差がないか確認します。背部でも同様に行います。ポイントは手を当てる時に力を入れず、胸郭を押すのではなく、沿えるだけにすることです。

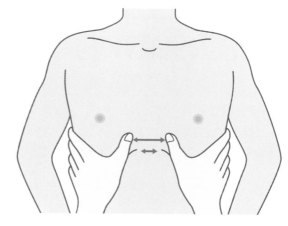

2 気管

気管の触診は両手を患者の首回りに当て、胸鎖乳突筋の内側から鎖骨上端まで、気管との境を触り、左右への変位がないか確認します。

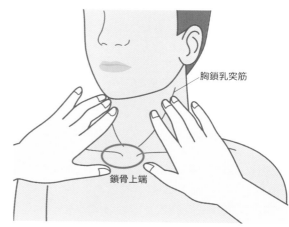

胸鎖乳突筋

鎖骨上端

3 触覚振盪音

触覚振盪音は、尺骨側の手を患者の脊椎を挟むように当て、患者に「ひとーつ」などと繰り返し発声してもらい、そのときの胸壁の振動を触知し、左右差や強弱を確認します。胸水や気胸があると減弱します。

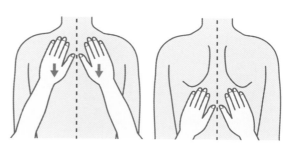

ここをチェック！

☑ 胸郭の動き

正常	左右対称
異常	左右非対称

☑ 気管の位置

正常	正中位
異常	左右どちらかへの変位

☑ 触感振盪

正常	胸骨角（第2肋間付近）で最も振盪
異常	左右対称性な増強・減弱

聴診

　頸部→肺尖部→前胸部→側胸部→背部の順に、左右、上下と交互に聴診します。1か所の聴診には、1呼吸（吸気と呼気）の時間をかけます。聴診時は肺野で聞かれるべき部位で音が聴取できるか、左右は対称か、副雑音はないかを確認します。呼吸音を聴取するときのポイントは、膜型の聴診器を用い、外部の音が入らないように皮膚にぴったりと密着させることです。
（➡呼吸音についてはP54-55「音でわかる呼吸の異常とは？」）

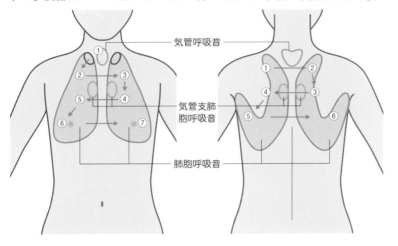

気管呼吸音
気管支肺胞呼吸音
肺胞呼吸音

ここをチェック！

☑ 呼吸音

正常	清音
異常	減弱・消失・副雑音

◆ 聴診器（膜型）

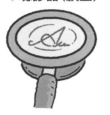

打診

　打診音は、空気を含んだ正常な肺野では清音がします。血液など液体成分があり空気を含まない肺野（胸水など）では濁音がします。また、空気が過剰に貯留した肺野（気胸など）は清音より大きな音になる過共鳴音がします。ポイントは、正常ではどこの部位で清音や濁音がするのかということと、胸骨と肋骨の位置関係から肺の位置を把握しておくことです。正常では清音がする位置で濁音や過共鳴音がしたら異常と判断します。

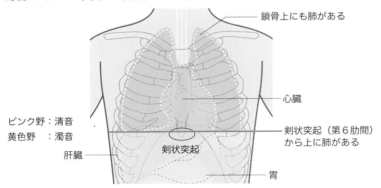

鎖骨上にも肺がある
心臓
剣状突起（第6肋間）から上に肺がある
胃
剣状突起
肝臓
ピンク野：清音
黄色野　：濁音

ここをチェック！

☑ 打診音

正常	清音
異常	濁音・過共鳴音

 POINT

打診するときは、直接患者の皮膚を叩くと痛みを与えるため、観察者の指を叩くようにします。
①打診板となる中指は体壁に密着させる
②他の指は離しておく
③叩く中指は指先で垂直に跳ねるように叩く
④叩くときは手首のスナップを効かせてやわらかく上下させる
⑤叩いたあとはすぐに離す

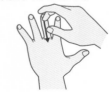

呼吸にはどんなパターンがある?

呼吸を見るためにはまず正常な呼吸パターンを知る必要があります。本項目では正常なパターンの特徴を踏まえ、異常な呼吸パターンであるビオー呼吸、チェーンストークス呼吸のメカニズムやクスマウル呼吸、奇異呼吸、起座呼吸についてふれていきます。

頻呼吸と徐呼吸

　最も重要な目的は頻呼吸と徐呼吸を早期に発見し、異常なリズムに対応することです。とくに頻呼吸は、急性呼吸不全で最初に認められる兆候の一つです。もう一方の、徐呼吸も呼吸抑制の初期兆候として重要となり、麻薬投与によるトラブル回避やCO_2ナルコーシスに対応するために、早期に発見できることが求められます。

- 呼吸数21回/分以上の頻呼吸は呼吸状態増悪の兆候
- 徐呼吸と呼吸回数減少は換気抑制（CO_2の蓄積）の兆候

呼吸パターンとは?

　正常な呼吸とは、呼吸回数や呼吸の深さ、呼吸様式、呼吸リズムに異常がない呼吸のことです。呼吸パターンは個体差が大きく、感情や思考でも容易に変更するため、まずはそれらの要因を除外して観察する必要があります。

　成人の正常な呼吸回数は12〜20回/分で、一回換気量が400〜500mlです。呼吸様式を観察するには胸郭の形状を視診と触診をすることが必要です。胸郭運動の左右差がない、胸郭変形がない、部分的に異常な動きがない、肋間の陥没や陥凸がないことを観察します。

　自発呼吸は吸気時間と呼気時間に分けられ、1:1.5〜2.0の一定の規則正しい周期を保っています。また吸気時間と呼気時間は、吸気、吸気ポーズ、呼気、休止期の4つの相に分かれます。

◆ 正常な呼吸パターン

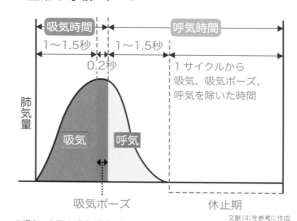

文献(4)を参考に作成

- 吸気：実際の吸気運動が視て確認できる時相
- 吸気ポーズ：吸息から呼息に転換される時相
- 呼気：実際の呼気運動が視て確認できる時相
- 休止期：呼吸終了から次の吸息開始までの時相

呼吸回数は見落とされがちなバイタルサイン

　一般病棟では呼吸回数を測定していないことが多いといわれています。その理由として、「呼吸回数を数えるのに時間がかかる」、「パルスオキシメータでのSpO_2測定が簡便である」ことが挙げられます。しかし、呼吸回数は敗血症や急変の前兆を早期に発見するための重要な指標の一つといわれています。

努力呼吸

　安静時の呼吸で用いられる横隔膜と外肋間筋以外の筋肉を使った呼吸状態を指し、呼吸補助筋を用いて呼吸することで換気量を増やそうとしています。呼吸補助筋の使用が吸気時、呼気時、あるいはその両方で認められるのかを確認する必要があります。

　胸郭の動きや腹部の緊張状態を観察するためには、衣類を除く必要があります。また、腹部の皮下脂肪が多い場合は、外見だけで判断することは難しく、腹部に直接触れることで呼気の補助筋を使用しているか確認ができます。

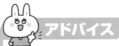

アドバイス

こんなときは必ず呼吸回数を数えましょう。
- 第一印象で変だなと感じたとき
- 呼吸器症状があるとき
- 発熱しているとき
- SpO_2 が 92 パーセント以下のとき

胸郭運動の左右対称性

　胸郭運動が不十分な側で何らかの障害があると予測できます。胸郭運動の左右差がある場合は無気肺・気胸・外傷・胸膜炎・横隔神経麻痺を疑い、挿管患者では片肺挿管の指標となります。

　見た目で呼吸運動に左右差があると思ったら、胸に手を当てて胸郭の動きを感じてみてください。より良く動きの差がわかります。

◆ 呼吸補助筋

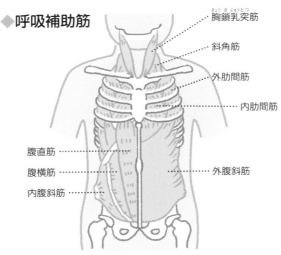

胸鎖乳突筋
斜角筋
外肋間筋
内肋間筋
腹直筋
腹横筋
外腹斜筋
内腹斜筋

吸気補助筋：胸鎖乳突筋、斜角筋
呼気補助筋：内肋間筋、腹直筋、内腹斜筋、外腹斜筋

呼吸パターンの異常とは？

正常な呼吸パターンから、逸脱があるかどうかで判断します。

呼吸回数の異常	頻呼吸：1分間あたりの呼吸数が 25 回以上、深さに変化はない。 徐呼吸：1分間あたりの呼吸数が 12 回 / 以下、深さに変化はない。 無呼吸：安静時呼気相が一時的に 10 秒以上停止する。
呼吸の深さの異常	過呼吸：呼吸回数の増加と共に深さ（一回換気量）が増加する状態 浅呼吸：呼吸の深さが減少する状態
呼吸リズムの異常	ビオー呼吸、チェーンストークス呼吸、クスマウル呼吸
呼吸様式の異常	奇異呼吸、起座呼吸 努力呼吸：呼吸不全時に換気量、流量を増大させるために、安静呼吸では使わない呼吸補助筋を動員して行う呼吸。吸気時は胸鎖乳突筋や斜角筋などの吸気補助筋を用い、呼気時は内肋間筋や腹直筋、腹斜筋などの呼気補助筋を用いる。 陥没呼吸：吸息時に胸腔内圧の陰圧が強くなるため、鎖骨上窩と肋間が陥没する。 下顎呼吸：吸息のたびに下顎を下方に動かし、口を開ける。 シーソー呼吸：胸部と腹部が同調して同方向に挙上せず、互いに逆方向に移動する。

◆ 呼吸リズムの異常

種類	ビオー呼吸	チェーンストークス呼吸	クスマウル呼吸
型			
特徴	同じ深さの浅い呼吸が 4～5 回続き、次に、無呼吸となり、これをくり返す	呼吸の深さ・数が次第に増し、次に次第に減少したあと無呼吸となり、これをくり返す	極端に大きい呼吸が持続的に起き、高い雑音を伴う（代謝性アシドーシスでみられる）
原因となる主な疾患等	脳腫瘍、脳外傷、脊髄・髄膜炎、中枢神経などの病変（脳幹の橋に障害が起きている）	脳出血、脳梗塞、脳腫瘍、脳外傷などの中枢神経系の障害（間脳に障害が起きている） うっ血性心不全、尿毒症	糖尿病性ケトアシドーシス、腎不全に伴う尿毒症

文献(2)を参考に作成

ビオー呼吸（失調性呼吸）

　回数・リズム・深さがすべて不規則で、急速で短い促迫呼吸が 10～30 秒間続き、突然無呼吸となり、その後急速で短い促迫呼吸が再開するといった異常な呼吸パターンです。この呼吸のサイクルは不規則です。

【どんなときに起こる？】

　脳腫瘍や脳外傷、脊髄・髄膜炎、中枢神経などの病変が原因で脳幹の橋に障害が起きると、この呼吸を呈します。

チェーンストークス呼吸

　浅い呼吸から始まり、徐々に呼吸の深さと回数が増大し、大きな呼吸となったあと、徐々に呼吸の深さと回数が減少し、10〜20秒程度の無呼吸が起きます。その後再び同様の呼吸パターンを繰り返します。1サイクルは30秒〜2分くらいのことが多いです。

【どんなときに起こる？】

　脳の酸素欠乏の状態や呼吸中枢の感受性が低下している際に出現します。呼吸回数の減少や無呼吸により、$PaCO_2$が上昇がすることで呼吸中枢性化学受容体である延髄を刺激し、換気を促進します。その結果、$PaCO_2$が低下すると、延髄への刺激がなくなり、換気が抑制されます。

　脳出血や脳梗塞、脳腫瘍、脳外傷などにより、中枢神経系、とくに間脳が障害されるとこの呼吸を呈します。その他にもうっ血性心不全、尿毒症などでみられます。

クスマウル呼吸

　深く速い呼吸が持続し、無呼吸や呼吸リズムの変化がない規則正しい呼吸です。

【どんなときに起こる？】

　糖尿病性ケトアシドーシスや腎不全に伴う尿毒症などで起こります。

　アシドーシスでは一般的に水素イオンが増加し、頸動脈体と大動脈体の化学受容体が刺激され、呼吸が促迫します。これにより、肺から二酸化炭素を排出して呼吸性アルカローシスを引き起こすことで代償し、アシドーシスの補正を行います。

アドバイス

　呼吸の異常を発見するには患者の呼吸が正常ではないと疑って、呼吸数を観察します。呼吸の回数やリズム、深さが変化するなどの呼吸パターンに変化がある場合には、その背景に何らかの原因があります。その原因は精神的な興奮や痛みのほかに、肺炎や発熱などによる代謝の亢進、脳神経の障害、アシドーシスの代償によるものなど様々です。呼吸パターンを観察する際に、異常がみられた場合はその原因となるものが何かを考えることがとても重要です。

奇異呼吸

　以下の3つのパターンの呼吸が該当します。
①左右の動きが対称的でない呼吸：片側性の無気肺や気胸、血胸
②胸部と腹部の動きが同調していない呼吸：頸髄損傷
③胸郭の一部が他の部位と違う動きをしている呼吸：多発肋骨骨折によるフレイルチェスト（2本以上の連続する肋骨がそれぞれ2カ所以上骨折している）。吸気時に前胸部が陥没し、呼気時に突出することで有効換気量が著しく低下します。

◆フレイルチェストの例

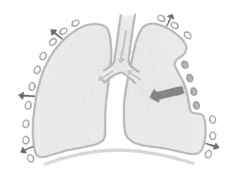

吸気時：前胸部が陥没する

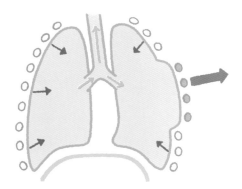

呼気時：前胸部が突出する

　僧帽弁膜症などの左心機能低下による左心不全が原因で、臥位にすると呼吸困難が増強し、起座位や半座位で呼吸困難が軽減する呼吸です。

起座位をとると、血液が下肢に貯留し、静脈還流が減少するため、肺血流が減少し、呼吸困難が軽減します。また、座位をとると横隔膜が下がり、肺が広がりやすくなり、機能的残気量（FRC）が上昇し、その結果呼吸が楽になります。逆に臥位になると重力により、静脈還流が増加し、これにより肺血流が増加するため、肺うっ血をきたし、呼吸困難が生じます。

➡体位調整についてはP140「体位調整で気をつけることとは？」

◆仰臥位と座位の血流の違い

仰臥位

座位

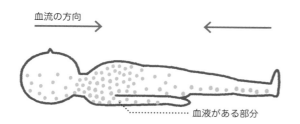

血流の方向

血液がある部分

重力により静脈還流が増加→肺血流が増加→肺うっ血→呼吸困難

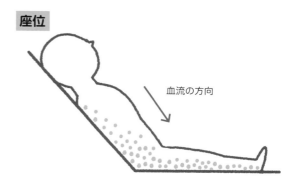

血流の方向

血液が下肢に貯留→静脈還流が減少→肺血流が減少→呼吸困難が軽減

アドバイス

　呼吸は、感情や情動の変化、発声、痛みなどによって変化するだけでなく、意識的にも変化させることができます。そのため、患者自身が呼吸を意識せずに安楽で負荷のない状態のときに呼吸数を測りましょう。

　例えば、患者の視野の外から測ったり、睡眠中あるいは脈拍を測るタイミングで呼吸を観察するなど工夫をすると良いですね。また、患者の中には、短時間に無呼吸が出現する場合もあることから、15秒だけ呼吸パターンを観察し、その間の呼吸数を4倍して1分間の呼吸数に充てる観察方法は推奨されていません。できるだけ1分間観察することをおすすめします。

正常な呼吸の評価

呼吸状態を観察することで、呼吸状態の変化に気づくことができ、異常の早期発見に繋がります。

正常な呼吸数や呼吸パターンを逸脱している場合でも、患者にとっては正常な場合もあります。正常かどうかを評価するには通常の呼吸との違いを見極めましょう。

- ☑ 呼吸数：正常な呼吸数…12～20回／分
- ☑ 呼吸の深さ：個人差があるため明確に記載されていないが、一回換気量は約450～500ml（一般成人の横隔膜の面積が約300cm²、安静時の振幅が約1.5cmである。そのため、一回換気量は300cm²×1.5cm=450mlとなる）。
- ☑ 呼吸のリズム：規則性があり、変動がない。
- ☑ 呼吸の仕方：横隔膜、肋間筋などにより胸郭運動が行われ、肺が受動的に収縮・拡張する。呼吸補助筋や肩を使ったり、肋間が陥没した呼吸はしていない。
- ☑ 胸郭の動き：前胸部は前後に動き、側胸部は左右に広がるような動きをする。吸気時に前胸部が陥没したり、呼気時に突出するような呼吸はしていない。
- ☑ 中枢神経系や呼吸運動の障害がないかなど、呼吸状態に影響を及ぼす疾患が背景にないか：気をつけたい基礎疾患…脳出血、脳梗塞、脳腫瘍、髄膜炎、うっ血性心不全、尿毒症、糖尿病性ケトアシドーシス
- ☑ バイタルサインの変動がないか：呼吸数に変化がないか、SpO_2の低下がないかを観察するとともに、心拍数と血圧、意識レベルに変化がないかチェック。

こんなときどうする？

Q 訪室した際に患者さんがチェーンストークス呼吸をしていました。どう対応したら良いでしょうか？

A チェーンストークス呼吸やビオー呼吸は、脳神経疾患により間脳や脳幹が障害されることが原因で起こります。このような呼吸を呈している場合は、同時に意識レベルやMMT、瞳孔反射等の神経学的所見や脈拍、血圧等のバイタルサインも測定しましょう。

また、呼吸が停止する可能性がありますので、医師やスタッフを呼び、患者さんの傍から離れないようにしましょう。必要であれば、頭部後屈顎先挙上法による気道確保を行い、スタッフに救急カートの準備を依頼します。意識レベル・神経学的所見の変化によっては、頭部CTやMRI等の検査が必要となりますので、その準備も必要です。

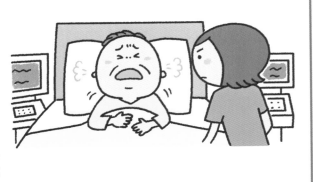

参考文献 (1)尾崎孝平、今中秀光ほか:自発呼吸アセスメント指針. 一般社団法人日本呼吸療法医学会　自発呼吸アセスメント指針作成ワーキンググループ, 2019年、4～33. (2)清村紀子、工藤二郎:根拠と急変対応からみたフィジカルアセスメント 第1版. 医学書院、2014年、127～131. (3)道又元裕、尾野敏明、浦部譽子ほか:人工呼吸ケア「なぜ・何」大百科 第1版. 照林社、2005年、35～40. (4)道又元裕、露木菜緒、戎初代:臨床で活かす!フィジカルイグザミネーション&アセスメント　ポケットナビ 第1版. 中山書店、2015年、10～15、95～96. (5)安間文彦:心不全患者の呼吸異常−チェーン・ストークス呼吸の病態生理−日本呼吸ケア・リハビリテーション学会誌. 一般社団法人 日本呼吸ケア・リハビリテーション学会、2006年16巻2号、329～333. (6)長尾大志:まるごと図解呼吸の見かた. 照林社、2017年、84-85. (7)川西千恵美:アセスメントの根拠になる身体のしくみとはたらき. 照林社、2019年、26-37. (8)道又元裕編著、河原良美:早引き　呼吸器看護ケア辞典. ナツメ社、2017年、74-90. (9)石原秀樹編著:呼吸器ケアエッセンス　呼吸療法認定士もこれ一冊で安心. メディカ出版、1-14.

音でわかる呼吸の異常とは？

聴診では、気管から肺胞の空気の通過状態を聞くことにより、気管や肺の異常がわかります。そのためには、どのような音が正常かを知り、どうなったら異常なのか整理しておきましょう。音の特徴だけでなく、左右を比較し、部位や聴取されるタイミング、咳嗽や体位による変化にも注意して観察しましょう。

正常呼吸音とは？

　健常肺で聴取される正常な呼吸音のことです。正常呼吸音は、部位により次の3つに分けられます。

1 気管呼吸音

- 吸気よりも呼気の方が長く聴取される。
- 吸気と呼気の間に休止期を認める。

2 気管支肺胞呼吸音

- 吸気・呼気ともにほとんど同じ長さで聴取される。
- 肺胞呼吸音と比べてやや高音であり、大きく聴こえる。

3 肺胞呼吸音

- 吸気全体で聴取されるが、呼気は僅かにしか聴取されない。
- 音は小さく低い音調である。

◆ 適した聴診器を使う

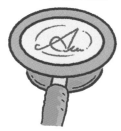
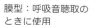
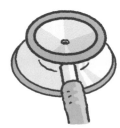

膜型：呼吸音聴取のときに使用　　ベル型：心音聴取のときに使用

◆ 正常呼吸音の種類と特徴

音の種類	吸気と呼気の比率	聞こえ方の図記	聴取部位
気管呼吸音	吸気＜呼気 1：2		頸部気管上
気管支肺胞呼吸音	吸気＝呼気 1：1		前部：第一・第二肋間 背部：肩甲骨間
肺胞呼吸音	吸気＞呼気 2.5：1		肺尖部以外の肺野

◆ 呼吸音の聴取部位と聴取順

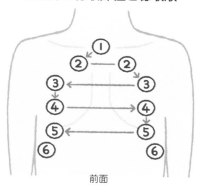

前面

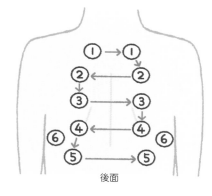

後面

- 聴診の際は、可能であれば座位姿勢をとってもらう。
- 臥位姿勢の場合も、しっかりと側胸部・背部も聴取する。
- 必ず、左右対称に評価していく。

◆呼吸音と副雑音の分類

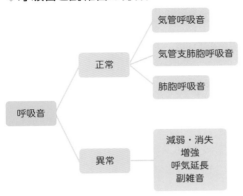

呼吸音の異常は、副雑音を聞き分けるより、「呼吸音の減弱」や「消失」の方が重要である。副雑音はなんらかの異常はあるが空気は入っているのに対し、消失は入ってない、つまりガス交換ができないということである。

聴診器で聴診できる肺音は正常音と副雑音に分かれる。副雑音はさらに、連続音と断続音、胸膜摩擦音に分かれる。太い気管支では低調音であり、狭い部位ほど高調音となる。つまり高調音が聞こえた場合は、末梢の肺胞部であることがわかる。

異常呼吸音とは？

1 高調性連続性副雑音（wheeze：ウィーズ）
- 気管支より末梢の比較的細い気道が狭窄した際に聴かれる。
- 「ピー」「ヒュー」といった口笛に似た高い音を認める。
- 気管支喘息の発作時や気管内異物で認めることがあり、主に呼気相で聴取される。

2 低調性連続性副雑音（rhonchi：ロンカイ）
- 気管や主気管支などの太い中枢性気道が狭窄した際に聴かれる。
- 「グー」「ボー」といったいびきのような低い連続音を認める。
- 分泌物の貯留や慢性気管支炎などで聴取することがあり、移動しにくい分泌物が、気管支壁に広くわたって付着している状態が考えられる。
- 主に呼気相で聴取されるが、吸気相で聴取されることもある。

3 粗い断続性副雑音（coarse crackles：コースクラックル）
- 気管に分泌物が貯留しているときに聴かれ、空気が液体の中を通り、気泡が破裂することで生じる。
- 「ブツブツ」「ブクブク」といった粗く低い音を特徴とし、ストローによる水中への吹き込みで泡を立てた際のような音を認める。
- 肺水腫、肺炎、気管支炎、肺うっ血などが原因として挙げられ、分泌物の粘性が低い場合に認められることが特徴で、吸気相、呼気相ともに聴取される。

4 細かい断続性副雑音（fine crackles：ファインクラックル）
- 肺コンプライアンスの低下（硬くなった）により肺胞が呼気時に虚脱し、吸気時に正常な肺胞に遅れて解放するために生じる。
- 「チリチリ」「パチパチ」といった短い高音が特徴で、耳元で毛髪を捻るときのような音に似ていることから、捻髪音と言われる。
- 慢性気管支炎、肺炎初期、間質性肺炎、肺線維症などが原因として挙げられ、呼気終末に聴取される。

参考文献 (1) 道又元裕、尾野敏明、浦部昌子ほか:人工呼吸ケア「なぜ・何」大百科　第1版．照林社、2005年、35-40．　(2) 道又元裕、露木菜緒、戎初代:臨床で活かす!フィジカルイグザミネーション&アセスメント　ポケットナビ　第1版．中山書店、2015年、10-15、95-96．　(3) 藤崎郁:フィジカルアセスメント完全ガイド　第3版．学研メディカル秀潤社、2017年．

過剰な酸素は有害になる？

酸素は、ほとんどの生物にとって生きるために必要なエネルギーの産生に不可欠な物質です。脳への酸素供給が10〜20秒程度途絶えれば意識不明になり、3〜5分間途絶えると脳細胞は不可逆的なダメージを受けます。しかし酸素は不可欠な物質であると同時に、過剰な供給をすると有害な物質にもなります。

酸素中毒

活性酸素（フリーラジカル）による細胞・組織の傷害が主要因で起こります。

活性酸素は正常細胞の酸化還元反応により産生されるため、生体には活性酸素を排除する抗酸化防御機構（アンチオキシダント）が備わっており、細胞・組織の傷害が起こらないようになっています。しかし、何らかの理由で活性酸素が過剰に形成され、抗酸化防御能を超えた場合には、タンパク質・脂質・DNAが変性して細胞傷害や細胞死をきたすことがあります。

酸素中毒は吸入気の酸素分圧（PO_2）と吸入時間に影響され、酸素濃度は関与しません。

気道浄化の障害

高濃度の酸素投与により、気道の線毛の基底細胞が障害され、線毛運動が低下し気道浄化が障害されることがあります。

吸収性無気肺

大気を吸入した場合、肺胞に酸素が入り、毛細血管との間で拡散が行われても、肺胞内には窒素が残っており、窒素によって肺胞は拡張性を保っているため肺胞は虚脱しません。

しかし、高濃度の酸素を吸入すると、窒素が酸素に入れ替わってしまいます。つまり、肺胞内の酸素は急速な拡散によって血管内に吸収されるのです。

その結果、肺胞内酸素ガスがなくなり、肺胞が虚脱して無気肺が発生します。

CO_2ナルコーシス

体内へのCO_2蓄積によって生じるCO_2中毒で、COPD（慢性閉塞性肺疾患）などII型呼吸不全の患者で起こります。

II型呼吸不全の患者は、常に高CO_2血症の状態にあります。つまり、CO_2高値による呼吸中枢刺激が抑制されており、低酸素刺激によってのみ呼吸調節が行われているのです。

この状態で高濃度酸素を投与すると、低酸素刺激が改善されて呼吸調節が行われなくなってしまうため、呼吸停止、意識障害、呼吸性アシドーシスを生じる場合があります。

合併症の予防法

酸素中毒や吸収性無気肺の予防には、できれば酸素濃度を管理（一般的にはF_1O_2 0.6以下）し、PO_2の異常な上昇を可能な限り避けることが求められます。PO_2の管理には血液ガス測定が必要ですが、ヘモグロビン酸素解離曲線からSaO_2とPaO_2の関係性で、ある程度予測できます。SpO_2が100％に維持された場合、PaO_2の値を予測できなくなります（PaO_2が100以上であっても、SpO_2の上限は100％であるため）。

そのため酸素療法中は、$SpO_2$100％未満（98％程度）になるように酸素濃度を調整し、過剰な酸素投与を予防し、適切な酸素療法を行うようにしましょう。

酸素ボンベの使い方とは？

酸素ボンベに関連した医療事故は少なくなく、とくに残量の確認不足に伴う医療事故は患者に大きな影響を及ぼす可能性があります。適切な取り扱いや残量計算方法の理解が必要です。

酸素ボンベの適切な使用方法

酸素ボンベの準備：表示ラベルが「医療用酸素」であるか確認し、酸素ボンベを架台に立てる。次に防塵キャップを外し、空吹かしを行うことで接続部のゴミを飛ばす。

圧力計の準備：圧力計のダイヤルを「0」または「OFF」に設定する。

圧力計の接続：圧力計を酸素ボンベに水平に接続し、バルブをゆっくりと開ける。

使用時：酸素残量を圧力計で確認する。ダイヤルを指示流量に設定して酸素の放出を確認し、患者に装着。

（酸素流量計が浮き子方式の場合、垂直に立てた状態で流量調整を行う）。

片付け：使用後はバルブを閉め、圧力計内の酸素ガスを放出し、圧力計が「0」になったことを確認。

酸素ボンベの使用可能時間

患者搬送時に「酸素が足りなくなりそう」という苦い思いをしたことがある人はいませんか？酸素ボンベ使用前には残量計算を行い、安全に使用しましょう。

酸素ボンベは、一般的に内容量500Lのボンベを使用しています。内容積は3.4Lであり、酸素ボンベの使用可能時間は酸素ボンベ内の充填残圧と使用酸素流量によって異なります。

また、実際使用する際は計算した使用可能時間の8割を安全に使用可能な時間と考えることが推奨されており、「安全係数0.8」をかけて算出します。圧力計の表示単位が「Kg/cm²」の場合は「×10」は省きます。

◆ 計算方法

酸素ボンベの使用可能時間［分］＝ボンベの容積［L］×圧力計の表示［MPa］×10／酸素流量［L/分］

例）ボンベ容積3.4L×圧力計の表示15MPa×10／酸素流量10L×0.8＝40分

◆ 酸素残量早見表（安全係数0.8を掛けた値）

圧力計の表示単位		酸素（L/分）の供給時間（分）				
MPa	Kg/cm²	3L	5L	7L	10L	15L
15	150	133	80	57	40	27
13	130	116	69	50	35	23
10	100	89	53	38	27	18
7	70	62	37	27	19	12
5	50	44	27	19	13	9

(1)を参考に作成

酸素ボンベ使用時はここをチェック！

☑ 各接続部の確認（流量計や酸素チューブ）

☑ 酸素ボンベの使用予定時間と残量

☑ 流量設定は正しいか

☑ 意識レベル、呼吸様式・回数の変化、チアノーゼの有無

☑ SpO_2モニタの数値

参考文献 (1)酸素ボンベの正しい取り扱い方法　http://www.koike-medical.co.jp/info/checkpoint4.pdf(2019.11.19閲覧)　(2)加藤湖月、尺田峰、渡邉久美:低流量酸素吸入時の加湿に関する検討. 岡山大学医学部保健学科紀要　2003年;第14巻:85-92.　(3)宮崎里見、濱野繁編著:ICU3年目ナースのノート　第1版. 日総研出版、2013年、44-45.　(4)小尾口邦彦編著:こういうことだったのか!!酸素療法　第1版. 中外医学社、2017年、85-104.

加温加湿器の使い方とは？

健常者では、吸気時に空気が上気道を通ることで適切な加温・加湿が行われています。しかし、酸素を代表とする医療ガスの湿度はほぼ0%であり、適切な加湿がなされなければ様々な弊害が生じます。

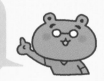

加温・加湿はなぜ必要？

私たちが鼻から大気を吸入した場合、気道により加温加湿され、肺胞に到達するまでには37℃、相対湿度100%（絶対湿度44.4mg/L）になるといわれています。つまり自然の加温加湿機能が備わっているのです（図参照）。一方、医療ガスなどの乾燥したガスは、吸入することで、口腔・咽頭の乾燥による不快感の出現、気道の線毛運動障害による気道クリアランスの低下、気管分泌物の粘稠度が高まることで気管チューブが閉塞する可能性があります。

また、気管支平滑筋の攣縮により、喘息様発作が生じることがあります。加温・加湿が不十分な期間が長時間続くと、肺胞にダメージを与え低酸素血症や高二酸化炭素血症に至ることがあり、適切な加温加湿が必要不可欠です。

加温・加湿が必要な場面

低流量酸素吸入時（→P60）の加湿について、いくつかのアメリカの学会が提唱するガイドラインでは、加湿には科学的根拠がないとされています。その理由は、吸入気中の酸素の割合が少ないからです。一方、日本のガイドラインでは、低流量システムでは3L/分以上から加湿すると記載されています。また、人工呼吸中は気管挿管や気管切開により上気道がバイパスされ加温加湿能が奪われてしまうので、加温加湿器やHMEF（フィルター付き人工鼻）を用いる必要性があります。

◆生理的な気道における温度と湿度

吸気相

大気
20℃
9mg/L
（50%）

上気道
32℃
30mg/L
（90%）

下気道
37℃
44mg/L
（100%）

呼気相

口鼻腔
32℃
34mg/L
（100%）

上気道
33℃
36mg/L
（100%）

下気道
37℃
44mg/L
（100%）

こんなときどうする？

Q カニューレ4L/分で酸素送気されている患者さんが鼻腔や口腔の乾燥を訴えています。このとき、患者さんに対してどのようなケアが可能ですか？

A 健常時の吸気流速は30L/分程度であり、4L/分の酸素にのみ加湿がなされていても残りの26L/分は大気を吸入していることになります。そのため、送気中の酸素にのみ加湿がなされていても患者さんは効果を得られにくいです。ケアとしては、室内の加湿やマスク使用などの不快感を軽減するための工夫が必要です。また、冷水でのうがい、口腔ケアで唾液分泌を促進する、鼻腔へのワセリン塗布なども効果的です。

人工呼吸中の2種類の加温・加湿方法

■1 加温加湿器

　人工呼吸器から送られる吸気を、チャンバー内の滅菌蒸留水をあたため、吸気ガスに水分を含ませたあとに患者の肺へと送る方法です。加温加湿器で相対湿度100%となった吸気は、室温の影響を受け、患者の口元に達するまでに冷やされ結露となってしまうため、回路を温める熱線が必要です。また、呼気に含まれる水分が呼気回路に水滴となり水がたまってしまうため、呼気回路に熱線が入っていない場合はウォータートラップが必要です。

■2 HMEF：heat moisture exchanging filter、フィルター付き人工鼻

　細菌を捕捉するフィルターと温度と湿度を捉える人工鼻によって構成されています。Yピースと気管挿管チューブの間に接続し、患者の呼気中の熱と水蒸気を捉え、次の吸気時にその熱と水分を放出することで加温・加湿を行う方法です。

加温加湿器とHMEFの使い分け

　加温加湿器には禁忌がありませんが、HMEFには禁忌があるため、適応を理解して選択する必要性があります。また、適切に加温・加湿されているか評価をすることが大切です。

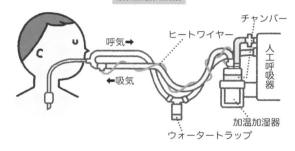

加温加湿器

呼気→／←吸気／ヒートワイヤー／チャンバー／人工呼吸器／加温加湿器／ウォータートラップ

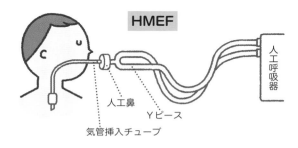

HMEF

人工鼻／Yピース／気管挿入チューブ／人工呼吸器

◆加温加湿器とHMEFの様々な違い

	加温加湿器	HMEF （フィルター付き人工鼻）
メリット	●高い湿度が得られる ●湿度と温度を設定できる	●簡便 ●回路が単純 ●電気が不要 ●低コスト
デメリット	●過剰加湿のリスク ●高コスト ●回路が複雑 ●感染の危険性	●湿度と温度の設定ができない ●呼吸仕事量が増える可能性 ●閉塞の可能性 ●人工鼻の重量によりチューブ抜去の可能性 ●24〜48時間毎に交換する必要性がある

文献(1)を参考に作成

◆HMEF（フィルター付き人工鼻）の禁忌

- ●32℃以下の低体温の場合
- ●ネブライザーや加温加湿器との併用
- ●気道内分泌物が粘稠・多量であり、人工鼻を閉塞させる可能性がある場合
- ●肺や気道から多量のガスリークがある場合（カフなし気管挿管チューブの使用など）
- ●人工鼻での加湿では不十分な場合
- ●人工鼻の気流抵抗や死腔が無視できない場合

文献(1)

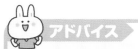

アドバイス

適切な加温・加湿の指標
- ●気管吸引カテーテルがスムーズに挿入できる
- ●喀痰が柔らかくなっている
- ●気管チューブ内に結露や水滴がある
- ●吸気回路終末部に設置されている温度モニタで適温（35〜38℃）が維持されている

参考文献 (1)道又元裕編著:人工呼吸ケア「なぜ・何」大百科　第1版. 照林社、2005年、106-114.　(2)卯野木健編著:人工呼吸ケアのポイント400　第1版. メディカ出版、2005年、129-139.　(3)中川遥:加湿の原理　加湿忘れは重大な罪. ICNR　2017年:第4巻第4号:43-48.　(4)小尾口邦彦編著:こういうことだったのか!! 酸素療法　第1版. 中外医学社、2017年、71-84.　(5)道又元裕編著:新人工呼吸器ケアの全てがわかる本　第1版. 照林社、2014年、206-208.

低流量システムとは？

供給ガスから送られる酸素が、患者が必要とする流量より少なく、不足分を供給ガス以外の室内気（空気）で補うのが低流量システムです。そのため、患者の一回換気量の吸気時間によって吸入気酸素濃度が変化します。また、目的の酸素濃度に合わせ、デバイスを変更する必要があります。

低流量システムの特徴

　低流量システムは主に2つの特徴があります。
- 患者の換気状態の変化で吸入酸素濃度は変化する。
- システムがシンプルになっている。

◆低流量システムの酸素濃度と流量

酸素投与方法	酸素濃度	流量
鼻カニューレ	24～40%	5L/分以下で使用
酸素マスク	40～50%	5～10L/分で使用
リザーバーマスク	60%以上	6L/分以上で使用
オキシマスク™	24～90%	1～15L/分で使用

鼻カニューレ

➡酸素濃度24～40%・流量5L/分以下で使用

　外鼻腔に挿入するだけで簡単に使用でき、装着時の不快感も少なく、食事や会話も自由にできます。

【注意点】

　口呼吸では酸素吸入が減少してしまうほか、5L/分以上では、鼻粘膜の乾燥による痛みが生じるうえに、吸入酸素濃度がほとんど上がりません。

酸素マスク

➡酸素濃度40～50%・流量5～10L/分で使用

　鼻カニューレでは酸素が不足する患者や、厳密な酸素濃度管理が不要な患者に使用します。

【注意点】

　酸素マスクは、一回換気量の半分以上を室外気から吸入しています。また、患者はマスク内に息を吐き出すため、二酸化炭素がマスク内に貯留します。5L/分以上で酸素を流さないとマスク内のガスを洗い流すことができず、二酸化炭素の再吸入が生じてしまうので、5L/分以下でもSpO_2が維持できる場合は、鼻カニューレに変更しましょう。

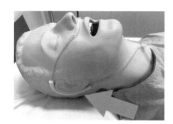

●**鼻カニューレ**

耳の上（チューブをかける位置）の皮膚トラブルが多いので、皮膚が脆弱な患者には、あらかじめゴム状の耳保護チューブを使うことを推奨します。

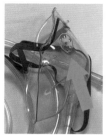

●**酸素マスク**

側面に二酸化炭素を排出するための孔が開いています。この孔を塞がないよう注意しましょう。

リザーバーマスク

➡ 酸素濃度60%以上・流量6L/分以上で使用

　リザーバーマスクは酸素マスクと純酸素をためておくバッグ（リザーバーバッグ）からなります。呼気時にリザーバーバッグ内にためた酸素を吸気時に流すシステムのため、高濃度の酸素吸入が可能です。しかし、マスクは顔と密着しているわけではなく、どうしても外気を吸ってしまうので、実際の酸素濃度は高くても70〜80%程度になります。

【注意点】

● 使用前には「ゴムバルブの装着」を確認

　マスク側面に2つ（Ⓐ）、マスクとリザーバーバッグの間に1つ（Ⓑ）、一方弁が付いています。マスクの側面に弁がないと外気を吸う量が増えます。また、マスク−バッグ間に弁がないとリザーバーバッグに呼出した二酸化炭素がたまって再吸入してしまうので、ゴムバブルの状態を必ず確認してから使用しましょう。

● 使用時には「バッグの膨らみ」を確認

　マスクの顔面への密着が不十分な場合や、リザーバーバッグが膨らんでいない場合は、供給量が不足し期待する酸素濃度の投与が行えません。そのため装着状況やリザーバーバッグの膨らみを観察していく必要があります。

オキシマスク™

➡ 酸素濃度24〜90%・流量1〜15L/分で使用

　酸素吹出口を特殊な形状にすることで口元の酸素濃度を高く保つことができる酸素マスクです。理論的には、10L/分で60%強、15L/分以上で80〜90%程度の酸素濃度が得られます。フェイスマスクに大きな開口部があるため、1L/分などの低流量でも二酸化炭素が貯留しないといわれています。また、開口部があるためストローを使って飲水できたり、装着による閉塞感もなく快適性が高いです。

【注意点】

　口〜鼻周囲に酸素を流出させて酸素濃度を維持する構造のため、適切な位置にマスクを装着できなければ、外気を吸いやすく、酸素濃度が低下しやすくなるため注意しましょう。

◆ リザーバーマスクのしくみ

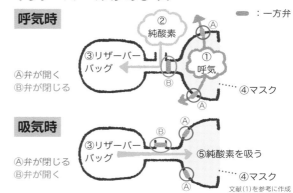

ー：一方弁

A：呼気時に開き、呼気（二酸化炭素）を空気中に逃がす。リザーバーからの酸素を空気中に逃がさない

B：呼気時に閉じ、リザーバーに呼気を入れない。吸気時に開き、患者はリザーバーからの酸素を吸う

文献(1)を参考に作成

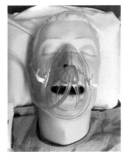

● オキシマスク™

適切な位置にマスクを装着できるよう、患者に十分説明し、協力を得ることも大切です。

こんなときどうする？

Q 一回換気量が500mlの成人の患者さんが必要とする流量は？

A 20回/分の呼吸回数であれば、平均吸気時間は約1秒ですから、必要な吸入気は、500ml/秒になります。すると、吸気流速は500ml/秒×60秒＝30L/分となります。

Q 既往にCOPDがある患者さん。夜間不穏状態だったため鎮静剤を使用しました。その後から呼吸が浅くなりSpO₂が低下していきました。このとき、どんな酸素デバイスを選択しますか？

A 慢性の高二酸化炭素血症がある場合で低酸素となった場合は、CO₂ナルコーシスに注意しながら酸素投与が必要になります。意識レベルや呼吸パターンの確認とPaCO₂の値を確認し、鼻カニューレで微量の酸素から始めます。しかし、重度の呼吸性アシドーシスが進行している場合や、意識障害、自発呼吸の減弱がある場合は、NPPVや人工呼吸器の対象となるので準備しておきましょう。

参考文献 (1)道又元裕：これならわかるICU看護　第1版、照林社、2018年、51〜52.

高流量システムとは?

30L/分以上の酸素混合気をつくり出すことができるため、患者の一回換気量や吸気時間に左右されず設定した濃度の酸素を吸入させることができます。高濃度の酸素吸入ではなく、適切な酸素濃度を保持することが目的になります。

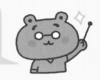

高流量システムの仕組み

管を絞ることで早い気流を流し、周りの空気を取り込む仕組み「ベンチュリー効果」によって外気を取り込み、酸素と空気を混合して高流量ガス（30L/分以上）をつくり出します。酸素と空気の混合比の調節には、空気の取り込み口の大きさを変える方法と酸素の流出口の大きさを変える方法があります。

ベンチュリーマスク

吸入器酸素の濃度は、ダイリュータや噴出する酸素濃度の組み合わせによって24〜50%の範囲で設定できます。一定の低濃度酸素を投与するためⅡ型呼吸不全の患者に適しています。

【注意点】

● 加湿できないため長期使用には向かない

酸素濃度40%までは加湿は不要とされていますが、長時間使用する場合や高い酸素濃度が必要な場合は、酸素濃度調節付きネブライザーに変更を考慮しても良いでしょう。

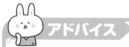

酸素投与は原疾患治療までの時間稼ぎ！
● 酸素投与は、あくまでも疾患によって酸素を取り込めないときの対処療法です。
● SpO_2 が低下したとき、やみくもに酸素量を増やして一時的に SpO_2 が戻っても、原因に目を向けないことは、問題の先送りであり状況の悪化を招く危険性があります。

◆ ベンチュリー効果による高流量の仕組み

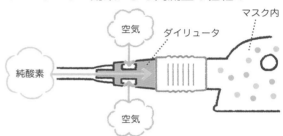

※ダイリュータで酸素の入口の大きさを変える。使用時は、ダイリュータとチューブの接続部分にネブライザー用のフード（下図参照）をつける。

◆ ベンチュリーマスクとダイリュータ

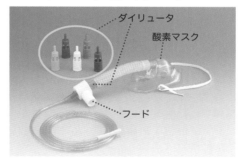

画像提供:日本メディカルネクスト:オキシジェンマスク(アキュロックス型)

◆ ベンチュリーマスクの設定酸素濃度

ダイリュータ色	酸素濃度（%）	最適酸素流量
青色	24	2L/min
黄色	28	3L/min
白色	31	4L/min
緑色	35	6L/min
赤色	40	8L/min
橙色	50	12L/min

酸素濃度調節付きネブライザー（インスピロンなど）

ベンチュリーマスクにネブライザー機能を備えたもの。酸素濃度調節ダイヤルで調節します。安定した酸素濃度（35～50%）が吸入できることにより、二酸化炭素の貯留しやすい*COPDなどのⅡ型呼吸不全での酸素投与にも適しています。

【注意点】

● 「流量」を変えても「濃度」は変わらない

酸素濃度調節付きネブライザーは、酸素濃度はダイヤルで調節しますが、酸素流量はトータルフロー（外気を引き込む量）を調節しているだけです。つまり、酸素流量を上げても酸素濃度は変わらないため、SpO_2 は上がらない、ということになります。

● 加湿に伴う「結露」に注意

マスクまでのチューブ（蛇管）が低温にさらされると結露が生じます。チューブ内に水がたまると適切な酸素投与が行われないため、ウォータートラップを組み込む必要があります。ウォータートラップの水は、貯留しすぎると蛇管に逆流したり、重みで酸素マスクが外れることがあるので、こまめに破棄しましょう。

● 投与できる酸素濃度は50%が限度

高濃度の酸素を供給しようとすると、外気の取り込みを減らさざるを得ません。その結果トータルフローが得られず、十分な酸素流量を確保できません。そのため、確実に投与できる酸素濃度は50%が限界だと考えられています。

*COPD:chronic obstructive pulmonary disease、慢性閉塞性肺疾患

◆ 酸素濃度調節付きネブライザーの仕組み

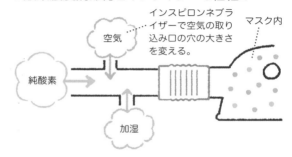

空気

インスピロンネブライザーで空気の取り込み口の穴の大きさを変える。

純酸素

加湿

マスク内

◆ 酸素濃度調節付きネブライザー

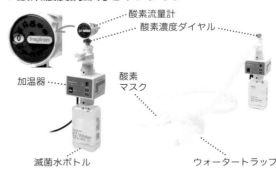

酸素流量計
酸素濃度ダイヤル
加温器
酸素マスク
滅菌水ボトル
ウォータートラップ

画像提供：日本メディカルネクスト：イージーウォーター、インスピロン フロージェントルプラスP形

こんなときどうする？

Q インスピロンマスク40% 8L設定の患者さんの酸素濃度を上げたいとき、酸素の流量を10Lに変更すれば良いでしょうか？

A 酸素流量を上げただけでは酸素濃度は40%のままです。酸素濃度を40%以上にする場合は、50% 11L/分以上の設定にする必要があります。

◆ 酸素濃度調節付きネブライザー（インスピロン）によるトータルフロー

□ 高流量として用いる場合

L/分		酸素の流量 (L/分)											
		4	5	6	7	8	9	10	11	12	13	14	15
酸素濃度	70%	6.4	8.1	9.7	11.3	12.9	14.5	16.1	17.7	19.3	21	22.6	24.2
	50%	10.9	13.6	16.3	19.1	21.8	24.5	27.2	30	32.7	35.4	38.1	40.9
	40%	16.6	20.8	24.9	29.1	33.3	37.4	41.6	45.7	49.9	54.1	58.2	62.4
	35%	22.6	28.2	33.9	39.5	45.1	50.8	56.4	62.1	67.7	73.4	79	84.6

日本メディカルネクストホームページ トータルフロー表より編集

参考文献 (1)尾野敏明:人工呼吸ケアの機器・物品100現場で頼れる早引き辞典. メディカ出版、2018年、204-211. (2)道又元裕:これならわかるICU看護 第1版. 照林社、2018年、49～50.

HFNCとは?

High-flow nasal cannulaの略であり、高流量鼻カニューレ酸素療法のことをいいます。適切な加温を行うことで最大60L/分という高流量の酸素混合気を、専用の鼻カニューレから患者に提供できます。

HFNCの種類

HFNCには、中央配管方式とベンチュリー方式の2種類があります。中央配管方式は、中央配管の酸素と空気を利用します。そのため、中央配管のアウトレットがない場合は使用することができません。ベンチュリー方式は、酸素ボンベなどの供給源さえあればHFNCを装着したまま移動できます。ただし、酸素ボンベの消費量は注意が必要です。例えば100%の50Lで使用している場合、500Lのボンベだと満タンの状態でも単純計算すると10分程度しか使用することができません。そのため、検査等で移動する場合などは、HFNC以外のデバイスで代替できないかを検討すべきです。

HFNCの効果

1 高濃度酸素が投与可能

濃度100%酸素を流量60L/分程度まで流すことができ、事実上、F_1O_2：1.0まで設定することができます。

2 解剖学的死腔量の軽減（ウォッシュアウト効果）

正常呼吸の場合、一回換気量を500mlと仮定すると、約3分の1の150mlが直接換気に影響しない解剖学的死腔（鼻腔・咽頭）にあたります。HFNCは、呼気時に解剖学的死腔内に残ったCO_2を高流量で洗い流す（ウォッシュアウト効果）ことで、換気効率を10%程度高めることができます。

3 呼気終末陽圧（positive end-expiratory pressure:PEEP）効果

高流量の気流は、数cmH_2Oの気道陽圧をつくり出すことができるといわれています。また、その陽圧から吸気努力を軽減することもできます。ただし、開口していると圧が逃げてしまうため閉口している方がPEEP効果は高くなります。

4 気道の粘膜線毛クリアランスの維持

加温・加湿によって乾燥を防ぎ、線毛機能を維持するため、分泌物の移動性を維持し、分泌物の除去、無気肺形成の予防、呼吸器感染リスクの軽減をもたらします。

◆ HFNCのウォッシュアウト効果

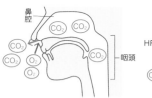
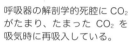
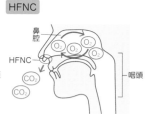

呼吸器の解剖学的死腔に CO_2 がたまり、たまった CO_2 を吸気時に再吸入している。

高流量の O_2 を吹き流すことにより、鼻腔と咽頭にたまった CO_2 を洗い流し、CO_2 の再吸入を抑える。

◆加温加湿器使用のポイント

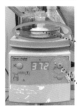

加湿器のチャンバーは水が入っていればOK。ラインは水の上限を表す。

*「侵襲モード」で使用する。

＊F&PMR850の場合

500mlの蒸留水だと2〜3時間でなくなる。

Airキャップが開いていないと水が落ちないため、必ず確認する。

◆カニューレ装着のポイント

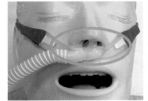

カニューレが鼻の穴の半分を埋めるくらいが適したサイズ。

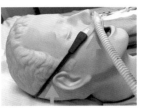

耳介部や鼻腔部分のスキントラブルには、ガーゼ、耳保護チューブ、皮膚保護剤等の使用を検討する。

使用上の注意点

● 装着する前に加温・加湿する

患者に装着する前に加温加湿器のスイッチを入れて5分程度そのまま酸素を流し、加温・加湿が十分にされた状態で患者に装着します。F&P850の場合、加温・加湿は「マスクモード」ではなく、「侵襲モード」で使用し、加温・加湿が十分行えるようにします。加湿が十分に行える一方で使用する蒸留水の消費も多くなるため、こまめに蒸留水の残量をチェックすることが必要です。

● 適切なカニューレを選択する

Optiflow™の場合、カニューレのサイズは3種類あります。サイズの目安は、カニューレが鼻の穴の半分を埋めるくらいです。カニューレが小さすぎると外気を吸入する原因にもなるので、実際に装着して確認しましょう。

● スキントラブルに注意する

Optiflow™は、幅広タイプのゴムで首と後頭部を押さえます。ゴムタイプのため比較的スキントラブルは少ないと考えられますが、長期間の使用になると耳介部や鼻腔部分に発赤が生じることがあります。カニューレの位置をずらしたり、ガーゼを挟んだり、皮膚保護剤を使用したりするなどの工夫が必要です。

◆HFNCの適応・禁忌

適　応	禁　忌
● 呼吸不全、心不全などの著明な低酸素状態の患者 ● 酸素濃度60％以上が必要な患者 ● 安定した酸素濃度が必要な患者 ● 人工呼吸器離脱後のサポートとして ● リザーバーマスクでもSpO₂が90％以上にならない患者　　など	● 自発呼吸がない患者 ● 換気補助が必要な患者 ● 鼻出血、鼻閉塞の患者 ● 上気道閉塞の患者 ● 顔顔面外傷の患者　　など

こんなときどうする？

Q HFNCを使用し始めて1〜2時間たっても、酸素化の改善や自覚症状や呼吸パターンの改善が認められない場合は、どうすれば良いのでしょう？

A ＊NPPVの装着や気管挿管に移行することを視野に入れて行動してください。人工呼吸管理の遅れが状況を悪化させ致命的にする可能性があります。HFNCは、あくまで高流量酸素療法であり、高PEEPがかけられなかったり、呼吸サポートをする付加機能がなかったりと万能なデバイスではありません。また、加温加湿器以外のアラームがないため、導入後はデバイスの機器チェックはもちろん、呼吸や全身状態の観察は重要になります。右の図はチェックリストの例です。導入後・勤務交代時に使用します。

＊NPPV:noninvasive positive pressure ventilation、非侵襲的陽圧換気

HFNC装着中チェックリスト（例）

□ 月／日
□ 時間
□ アンビューバックの設置
□ 赤色コンセントの使用を確認
□ 回路の屈曲はないか
□ 回路の接続は確実か
□ 回路が重さで落ちていないか
□ カニューレが正しく鼻腔に装着されているか
□ 【加湿器】電源が入っているか
□ 【加湿器】蒸留水（チャンバー内容量および蒸留水パック内残量）
□ 【加湿器】Airキャップが開いているか
□ 【加湿器】チャンバーが温まっているか
□ 【患者】意識レベルの確認
□ 【患者】胸郭の動き
□ 【患者】両肺野の聴診

参考文献 (1)道又元裕、露木菜緒ほか:ICU3年目ナースのノート　改訂増強版　第2版. 日総研、2017年、62〜63.

NPPVとは？

> NPPV（Noninvasive Positive Pressure Ventilation、非侵襲的陽圧換気）は、マスクを用いて陽圧換気を行う方法です。気管挿管や気管切開を行う*IPPVと比べて患者の侵襲が少なく、簡便に行うことができます。*COPDや肺炎、心原性肺水腫、免疫不全、神経筋疾患などにより、呼吸不全を呈している患者に使用されます。

*IPPV:invasive positive pressure ventilation、侵襲的人工換気
*COPD:chronic obstructive pulmonary disease、慢性閉塞性肺疾患

NPPVを使用すると何が良いの？

NPPVを使用する一番のメリットは気管挿管や気管切開を行わないことです。そのため、気管挿管時の合併症がないだけでなく、気管チューブによる苦痛や、会話や食事ができないことへのストレスも軽減することができます。

◆NPPVの適応と禁忌

適　応	禁　忌	
●意識が良く協力的である ●循環動態が安定している ●痰の喀出ができる ●顔面に外傷がない ●マスクをつけることが可能 ●消化管に閉塞などがない	●非協力的または不穏がある ●呼吸停止している ●循環動態が不安定 ●最近腹部、食道の手術をした ●大量の気道分泌物がある、または自分で喀出できない ●消化管の閉塞、活動的な消化管出血がある	●不安定狭心症 ●ドレナージされていない気胸がある ●２つ以上の臓器不全がある ●顔面に外傷や火傷がある

文献(1)より一部改変

使用中のチェックポイント

NPPVを使用するときには、呼吸状態だけでなくマスクや送気の合併症も観察します。

【患者の観察】
- ☑ バイタルサイン
- ☑ 呼吸音
- ☑ 胸郭の動き
- ☑ 呼吸困難感の程度
- ☑ 意識状態
- ☑ マスクの不快感
- ☑ 皮膚の発赤・びらん・痛み
- ☑ 口渇の有無
- ☑ 腹部膨満感の有無
- ☑ 痰の喀出状況

【機械の観察】
- ☑ 同調性
- ☑ 呼吸回数
- ☑ 一回換気量
- ☑ 分時換気量
- ☑ リーク
- ☑ トリガー状態
- ☑ 酸素濃度
- ☑ 回路のゆるみ・外れ・破損
- ☑ 加湿水は残っているか
- ☑ ウォータートラップに水はたまっていないか

NPPVモード

●S/T（Spontaneous/Timed）モード

Sモードは自発呼吸を感知してIPAP（吸気圧）とEPAP（呼気終末陽圧）を行います。

Tモードは予め設定した時間に自発呼吸がなかった場合、自動的にIPAPが作動します。これをあわせたものがS/Tモードです。

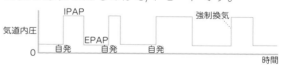

●CPAP（Continuous Positive Airway Pressure）：持続陽圧換気

人工呼吸器のCPAPと同じで、一定のEPAP圧のみ気道に加えます。

患者のストレスポイント

NPPVは患者の意識がある状態で使用するため、患者の協力がなければ継続は困難です。そのため、患者の訴えに耳を傾け、できる限り患者にストレスなくNPPVを装着してもらうことが重要です。

◆NPPV使用による患者のストレス

マスクによるもの	送気によるもの
● マスクがきつい/ゆるい	● 目が乾く
● 自分での着脱が困難	● 口・鼻が乾く
● 会話がしづらい	● お腹が張る
● マスクが当たっているところが痛い	● 嘔気がある
● 痰が出しづらい	● 息がしづらい

 アドバイス

マスクフィッティングのポイント

患者がNPPVで不快に感じる内容の多くは、マスクフィッティングで改善することができます。
- マスクに付属しているサイズシートを用いて適切なサイズを選択する
- リーク（漏れ）が60L/min以下である
- マスク内が薄く曇る程度に加湿を調整する

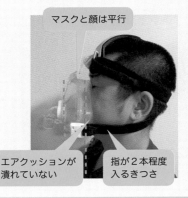

マスクと顔は平行

エアクッションが潰れていない

指が2本程度入るきつさ

フルフェイスマスクによる皮膚トラブルの好発部位

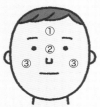

①前額部
②鼻根部
③頬部

皮膚異常を防ぐためのテクニック

NPPV使用中は、マスクによる皮膚異常をきたしやすいため、予防と観察をすることが重要です。
- 適切なマスクフィッティングを行う
- マスクの汚染を拭き取る
- 皮膚の過剰な油分を拭き取る、保湿する
- 予防的に好発部位に被覆材を使用する
- 定期的に除圧する
- 回路の重さがかからないように固定する
- マスクのベルトをしたまま位置を変えない

これは危険！NPPVの中止項目

NPPVを使用中に下記の状態となった場合には医師に報告し、気管挿管を行い、IPPVへの移行も考慮します。
- 呼吸困難感の増加
- 痰の喀出が不十分
- 酸素化の悪化
- 呼吸性アシドーシスの進行
- 意識レベル低下
- 循環動態の不安定
- マスクの装着拒否

こんなときどうする？

Q リーク（漏れ）が多い場合、対策はどうしたら良いでしょうか？

A リークには以下のような原因が考えられます。
- NGチューブ（経鼻胃管）が留置
- 顔が痩せている
- 義歯を外した

リークには以下の対策が考えられます。
- NGチューブの上にドレッシング材を貼付して隙間をなくす
- 後頭部〜後頸部にタオルを敷き、固定ベルトとタオルで頬部の肉を寄せる
- 意識レベルに問題がない場合は義歯を装着する

参考文献 (1)日本呼吸器学会NPPVガイドライン作成委員会作成:NPPVガイドライン(改定第2版). 南江堂、2016年、2-18、30-33. (2)石原英樹、竹川幸恵:この一冊でズバリ知りたい!とことん理解! NPPVまるごとブック. メディカ出版、2014年、112-146. (3)道又元裕:新 人工呼吸ケアのすべてがわかる本. 照林社、2017年、76-101. (4)石川悠加編:JJNスペシャルNo.83 NPPV(非侵襲的陽圧換気療法)のすべて これからの人工呼吸. 医学書院、2008年、14-21、68-73.

IPPVとは？

> IPPV（Invasive Positive Pressure Ventilation：侵襲的陽圧換気）とは、気管チューブを介して人工呼吸器で肺に空気を送り込み、陽圧をかけて人工呼吸を行う方法です。NPPVとの違いは、確実な気道確保ができることと、自発呼吸のない患者にも使用できることです。

IPPVの適応・特徴

①意識障害・気道維持の問題
②酸素投与に反応しない低酸素状態
③換気障害
④喀痰排泄困難・頻呼吸の持続

◆IPPVによるメリット・デメリット

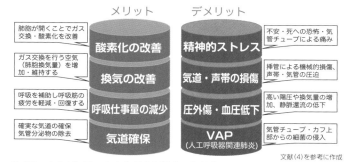

文献(4)を参考に作成

●メリット＞デメリットとなるよう観察・管理する
●呼吸不全が改善しメリット＜デメリットとなる場合呼吸器の離脱を検討する

IPPVの換気モード

■A/C(assist/controlled ventilation)：補助/強制換気(continuous positive airway pressure)

　設定された呼吸回数、換気量もしくは吸気圧で強制換気を行います。

　自発呼吸を感知すると、自発呼吸に同調させながら補助換気を行いますが、自発呼吸がない場合は、設定された時間間隔で調整換気をします。

観察：自発呼吸の有無

　　　自発呼吸が多いと同調して全て強制換気をするため、過換気になります。自発呼吸出現時はSIMVやCPAPなどのモードに変更した上で設定呼吸回数を減らします。

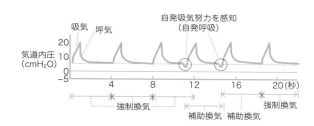

■SIMV（synchronized intermittent mandatory ventilation）：同期的間欠的強制換気

　設定した換気回数だけ補助換気（自発呼吸に合わせた強制換気）を行い、そのほかは自発呼吸に任せる方法です。

観察：自発呼吸の有無と、自発呼吸時の一回換気量、努力呼吸の有無を確認します。

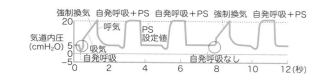

❸CPAP（Continuous Positive Airway Pressure）：持続陽圧換気

吸気時にも、吸気、呼気に関わらず、一定の陽圧をかけておく方法です。

観察：一回換気量、分時換気量、呼吸回数、努力呼吸の有無を観察します。

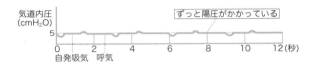

❹APRV（Airway Pressure Release Ventilation）：気道圧開放換気

持続的に高いPEEPをかけ、間欠的にPEEPをゼロにして圧を開放する方法です。ARDSのような肺の弾性が低下した重症呼吸不全に用います。

観察：血圧の低下の有無、二酸化炭素値、アシデミアの有無を確認します。高PEEPにより胸腔内圧が高まり、血圧低下、CO_2貯留、アシデミアを招きます。

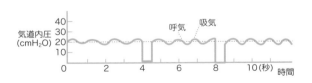

人工呼吸器のアラーム設定

アラームは、どうなったら知らせて欲しいのか考えて設定する必要があります。アラームには大きく分けて3つのタイプがあります。「緊急事態アラーム」「救命アラーム」「合併症予防アラーム」です。それぞれ、アラームの原因が、人工呼吸器回路、患者、設定のどれに起因するものなのか考えます。

アラームのタイプ	アラームの種類／設定の目安	
緊急事態アラーム ※自動設定	電源供給異常	
	作動不能	
	ガス供給圧低下	
救命アラーム ※最低限設定が必要	分時換気量下限	分時換気量の70～80%程度
	気道内圧下限	気道内圧の70%程度
	無呼吸	15～20秒
合併症予防アラーム	気道内圧上限	最高気道内圧＋10cmH₂O（35～40cmH₂O 以下）
	分時換気量上限	30～35 回／分程度
	呼吸回数上限	分時換気量の＋20～50%程度

陽圧換気中の観察項目

頭 部・頸 部	表情、チューブによる口腔・口唇の潰瘍形成の有無、頸静脈の怒張、気管の偏位、瞳孔所見
胸 部	呼吸音の左右差、胸郭運動の左右差、副雑音の有無、努力呼吸の有無、皮下気腫の有無
腹 部	膨満感・緊満感の有無、腸蠕動音の有無、胃液の性状
四 肢・その他	末梢冷感・チアノーゼの有無、冷汗、尿量・尿の性状

文献(1)(2)を参考に作成

ここをチェック！

☑ 設定変更後はとくに循環動態が変動しやすいため、バイタルサインや尿量の変化に注意

☑ 人工呼吸器の使用によるストレスで胃潰瘍や消化管出血を起こすため、便の性状にも注意

☑ 観察項目のうち、赤字の状態がみられたら気胸の発症サイン！！発見次第医師に報告し指示を仰ぐ

参考文献 (1)樫山哲矢編著、山本むつみ:ナースのためのやさしくわかる人工呼吸ケア 第2版. ナツメ社、2014年、130-139、170-183. (2)道又元裕編著、菅原直子、橋本宏美ほか:ICUビジュアルナーシング 第1版. 学研メディカル秀潤社、2014年、108-127. (3)岡元和文・長谷川隆一監修:人工呼吸トラブル対策 予測・対応と観察力の磨き方 第1版. 日総研出版、2014年、14-20、63-69. (4)道又元裕監修、大槻勝明:重症集中ケアシリーズ 重症患者の呼吸器ケア 第1版. 日総研出版、2011年、7-15. (5)則末泰博編、片岡惇・鍋島正慶:人工呼吸管理レジデントマニュアル 第1版. 医学書院、2019年、18 172-176.

SpO₂とは？

動脈血中に含まれる酸素（O_2）の飽和度（Saturation）をいい、パルスオキシメータ（pulseoximeter）によって非侵襲的かつ連続的に測定することができます。これはヘモグロビンが酸素と結合している割合のことであり、低酸素血症を早期に発見するうえでとても重要な値となります。

*SpO₂:percutaneous arterial oxygen saturation、経皮的動脈血酸素飽和度

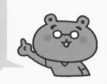

SpO₂と貧血

　SaO₂（動脈血酸素飽和度）をパルスオキシメータで経皮的に測定した値をSpO₂と表記します。血液中の酸素はヘモグロビンと結合し、全身の組織へ運ばれます。そのため酸素を運ぶヘモグロビン自体が少ないと、酸素運搬の効率は悪くなり、低酸素症をきたすリスクが考えられます。

SpO₂の基準値：96～99%
SpO₂の目標値：94～98%

◆SpO₂とPaO₂の違い

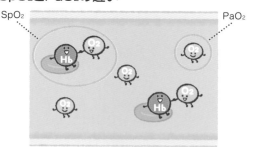

SpO₂・・・ヘモグロビンと結合している酸素の割合
*PaO₂・・・血液中に溶け込んでいる酸素の量
　　　　（ヘモグロビンとは結合せずに存在する酸素）

*PaO₂:arterial oxygen partial pressure、動脈血酸素分圧

アドバイス

　SpO₂やPaO₂（➡ P30）が高いからといって、必ずしも安心というわけではありません。SpO₂を管理するうえでは、貧血の有無についても十分把握することが重要です。

こんなときどうする？

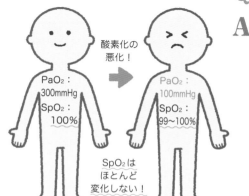

酸素化の悪化！

PaO₂：
300mmHg
SpO₂：
100%

PaO₂：
100mmHg
SpO₂：
99～100%

SpO₂は
ほとんど
変化しない！

Q SpO₂が100%であれば安心して良いのでしょうか？

A SpO₂ 100%だけで管理するのは避けましょう！
①酸素化の悪化を見抜きにくい
酸素解離曲線のグラフを見てわかるように、酸素投与によりSpO₂が100%に達した場合、PaO₂は約100～500mmHgほどの幅で推移しています。例えば、PaO₂：300mmHgの患者がPaO₂：100mmHgへ急激な酸素化の悪化を認めた場合、SpO₂は99～100%と、ほとんど変化しません。つまり不必要な酸素投与により高めのPaO₂で管理していると、急激な酸素化の悪化がSpO₂に反映されにくく、状態悪化の発見が遅れてしまう可能性があります。
②高濃度酸素がもたらす弊害
●活性酸素を産生し臓器障害、とくに肺胞や間質の障害を引き起こす。
●肺胞にある窒素が少なくなり吸収性無気肺を起こす。
以上のことから、酸素投与は必要最低限とし、SpO₂は96～98%を目標に管理することが望ましいでしょう。

参考文献 (1)泰児監修、畑田みゆき編:呼吸器ビジュアルナーシング　第1版. 学研メディカル秀潤社、2016年、74-77.　(2)卯野木健:人工呼吸器管理中は高いSpO₂で管理した方が安全?. Intensive Care Nurseing Review 2016年:Vol.2 No.3:60-67.　(3)安部紀一郎、森田敏子:関連図で理解する呼吸機能学と呼吸器疾患のしくみ　第1版. 日総研出版、2009年、69-83.　(4)道又元裕:人工呼吸ケア「なぜ・何」大百科　第4版. 照林社、2008年、60-61、434-441.　(5)道又元裕:重症患者の呼吸器ケア　第1版. 日総研出版、2011年、78-85、114-115.

データの考え方

　SpO$_2$を正しく評価するうえでは、「酸素解離曲線」を理解しておく必要があります。酸素解離曲線は酸素飽和度（SO$_2$）と酸素分圧（PO$_2$）の関係性をS字状のカーブとしてグラフに表したものです。

　酸素分圧（PO$_2$）が高ければ、ヘモグロビンに結合する酸素の割合、すなわち酸素飽和度（SO$_2$）は上昇します。一方で、PaO$_2$＝60mmHg以下、SO$_2$＝90％のポイントを下回ると、曲線は急下降する特徴があります。つまり酸素供給がある一定のラインを下回ると、ヘモグロビンから酸素が次々と切り離されてしまうという性質があります。

　この関係性を知っておくと、動脈血の採血をすることなく、SpO$_2$の値からPaO$_2$を推測することが可能であり（下の表を参照）、呼吸不全（定義：PaO$_2$が60mmHg以下）の判断や酸素化の評価において有用となります。

【注意点】

　SpO$_2$の値からPaO$_2$を推測することは可能ですが、その値を鵜呑みにするのは危険です。なぜなら酸素解離曲線は患者のpHやCO$_2$、体温などによって左右にシフトするからです。例えば、PaO$_2$が60mmHgでも、SpO$_2$が90％を下回る場合があります。これを右方偏移といいます。通常よりも酸素がたくさん必要になってくると、ヘモグロビンは、酸素をより多く切り離して臓器に酸素を与えようとするため、通常より酸素飽和度が低下します。つまり発熱やアシドーシスなど、通常よりも代謝が亢進し、酸素が必要な状態になっているということです。その場合は代謝亢進の原因を考え、酸素化や循環の改善を図るといった対応が必要になります。

◆酸素解離曲線

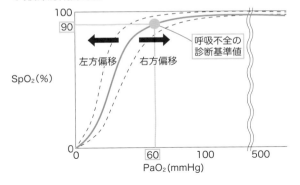

◆SO$_2$とPO$_2$の関係

SO$_2$(%)	PO$_2$(mmHg)
98	97
95	80
90	60
88	55
80	50
75	40
50	27

SpO$_2$測定時のチェックポイント

　測定値に影響を与える要因は様々です。正しく測定するために以下のチェックを行いましょう。

- ☑ センサーは適切に装着されているか（装着部の圧迫、位置のズレはないか）
- ☑ 各測定部位に合ったセンサーの使用
- ☑ センサー部に外からの光は入っていないか
- ☑ 体動
- ☑ マニキュア塗布、爪の変形、傷がないか
- ☑ 末梢循環不全
- ☑ 貧血
- ☑ 喫煙直後、一酸化炭素中毒の状態か
- ☑ 色素薬剤の使用（インドシアニングリーン、メチレンブルーなど）

参考文献 (6)道又元裕：人工呼吸管理実践ガイド　第1版. 照林社、2009年、155-159.　(7)古川力丸：世界で一番愉快に人工呼吸器がわかる本　第7版. メディカ出版、2016年、38-34.　(8)岡元和文：人工呼吸器とケアQ&A−基本用語からトラブル対策まで−　第2版. 総合医学社、2010年、62-63.　(9)日本呼吸器学会：よくわかるパルスオキシメータ　法研、2014年、1-22.　(10)日本胸部外科学会・日本呼吸器学会・日本麻酔科学会合同　呼吸療法士認定委員会：新呼吸療法テキスト　第4版. アトムス、2014年、382-384.

EtCO₂とは？

呼気に含まれる二酸化炭素濃度のことをいい、換気を行えているかの指標となります。またカプノメータと呼ばれる機器によって非侵襲的に測定することができ、経時的な波形（カプノグラム）で示されます。様々な情報を得られるため、正常波形、異常波形についてしっかりと理解しておく必要があります。

＊EtCO₂：end tidal carbon dioxide、呼気終末二酸化炭素分圧

カプノグラムの正常波形のしくみ

Ⅰ（A-B）：呼気開始時はガス交換に関与しない死腔のガスから吐き出されるため、CO_2は含まれていません。そのためベースラインは0mmHgで推移します。

Ⅱ（B-C）：死腔ガスに続いて、肺胞からガスが呼出されます。ガス交換を終えた肺胞気ガスはCO_2を含むため、急激に上昇します。

Ⅲ（C-D）：肺胞気ガスの呼出が続くため、CO_2濃度はわずかに上昇し、平坦な波形（プラトー）となります。

Ⅳ（D-E）：吸気中にCO_2は含まれていないため、吸気開始後のCO_2は急激に低下、ベースラインは0mmHgとなります。

◆カプノグラムが示すEtCO₂の正常波形

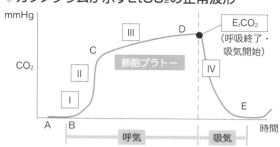

ちなみにD点は呼気終了点であり、CO_2濃度が最も高い値となります。この点をEtCO₂といいます。正常値は32〜40mmHgで、PaCO₂とほぼ近似しますが、PaCO₂に比べ3〜5mmHg程低く検出されます。これは、呼気ガスが死腔によって希釈されるためです。

代表的なカプノグラムの異常波形

●波形が突然消失

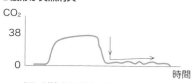

CO_2が検出できなくなる。
原因：回路外れ、気道閉塞、食道挿管、呼吸停止など。

●Ⅱ相の立ち上がりが緩やかでプラトーが減少する

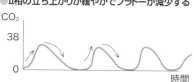

呼気に時間がかかっている。
原因：COPDや喘息などの病態、回路の閉塞など。

●Ⅲ相（プラトー）に凹部がみられる

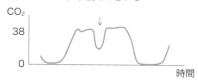

呼気の途中で吸気が出現。
原因：呼気中の再呼吸、麻酔覚醒など。

●EtCO₂が徐々に低下

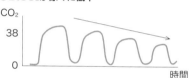

CO_2産生、排出量の低下。
原因：肺塞栓、循環血液量の減少、体温低下、代謝低下など。

●EtCO₂が徐々に上昇

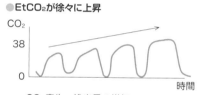

CO_2産生、排出量の増加。
原因：換気量の減少、代謝亢進など。

●ベースラインの上昇

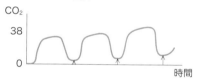

CO_2の再吸収。
原因：呼気の再吸入、吸気弁・呼気弁の異常など。

参考文献 (1)鎮目祐子：気管挿管患者のカプノグラムから得られる大切な情報とは？. Intensive Care Nurseing Review 2017年;Vol.4.No.4:8-10. (2)道又元裕：人工呼吸ケア「なぜ・何」大百科 第4版. 照林社、2008年、442-448. (3)道又元裕：重症患者の呼吸ケア 第1版. 日総研出版、2011年、86-92. (4)道又元裕：人工呼吸管理実践ガイド 第1版. 照林社、2009年、160-165. (5)古川力丸：世界で一番愉快に人工呼吸器がわかる本 第7版. メディカ出版、2016年、38-34. (6)岡元和文：人工呼吸器とケアQ&A−基本用語からトラブル対策まで− 第2版. 総合医学社、2010年、62-63. (7)日本胸部外科学会・日本呼吸器学会・日本麻酔科学会合同 呼吸療法士認定委員会：新呼吸療法テキスト 第4版. アトムス、2014年、386-392.

疾患別の治療とケアで知っておきたいこととは？

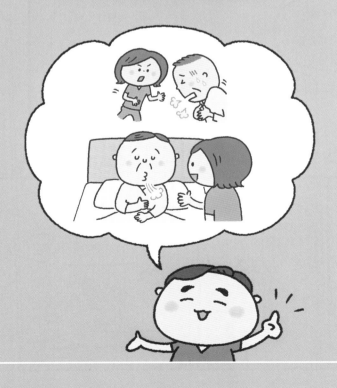

疾患別の治療とケアで知っておきたいこととは?

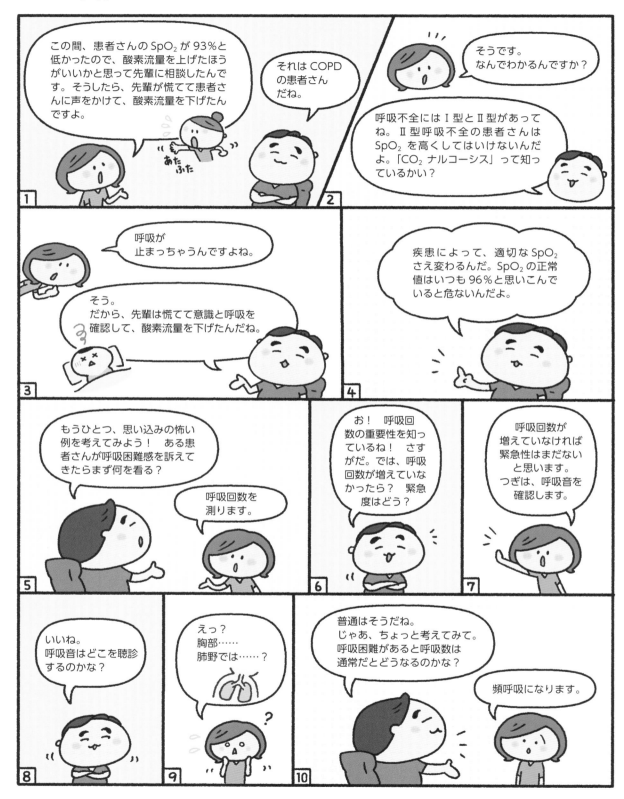

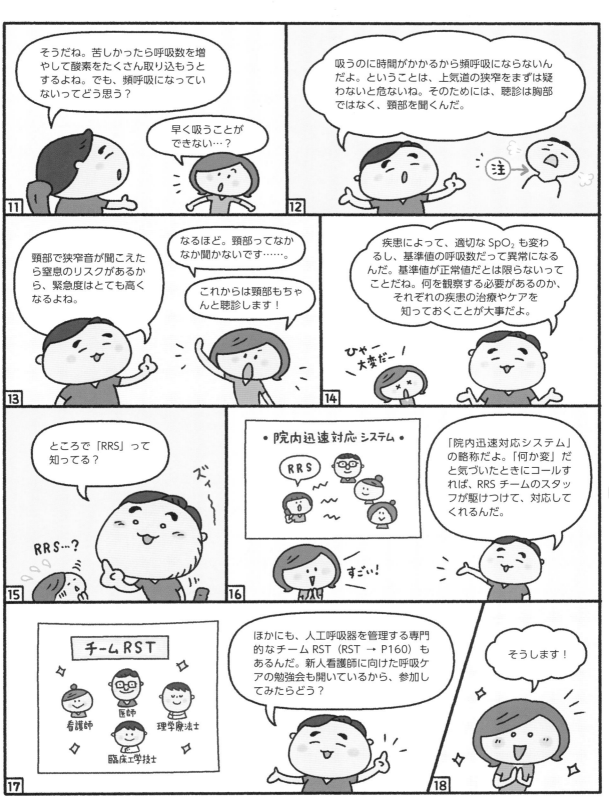

急性肺水腫の治療と看護ケアとは？

急性肺水腫とは、肺毛細血管から肺胞内に血液成分が漏れ出した状態をいいます。漏出した水分により拡散過程が障害され低酸素血症をきたすため、呼吸管理が最も重要となります。

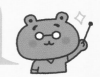

急性肺水腫とは？

　急性肺水腫の原因は様々ですが、ここでは心原性肺水腫について解説します。

　心原性肺水腫では、心筋梗塞、弁膜症、心筋症などによって左心機能低下が低下し、心拍出量低下と肺静脈圧の上昇により肺うっ血を生じます。その結果、漏出した水分が肺間質や肺胞腔に貯留し、肺毛細血管へのガス交換を阻害するため、低酸素血症をきたします。

◆肺水腫の分類

急性肺水腫はその原因や機序から下記の３つに分類されます。

静水圧性	心原性肺水腫など
透過性亢進型	ARDS（➡ P78）
混合性	再拡張性肺水腫（➡ P80）など

症状

- 低酸素血症に伴う呼吸困難感
- 起座呼吸により静脈還流量が減少し、呼吸困難が軽減する
- 心拍出量の低下により左心房、肺動脈、肺静脈へ血液が渋滞を生じ、内圧が上昇
- 内圧の上昇により肺毛細血管が破綻し、血球成分が漏出。ピンク色泡沫状の痰がみられる
- 肺胞に漏出した水分が貯留することによる水泡音（coarse crackles）

治療

　急性肺水腫を生じている原因（心筋梗塞、弁膜症、心筋症など）の治療と呼吸管理が最も重要です。酸素投与を行っても酸素化が維持できなければ、*NPPV（➡ P66）や人工呼吸器を使用し、*PEEP を付加することで、酸素化の改善や呼吸仕事量を軽減できます。

*NPPV: noninvasive positive pressure ventilation, 非優襲的陽圧換気
*PEEP: positive end-expiratory pressure, 呼気終末陽圧

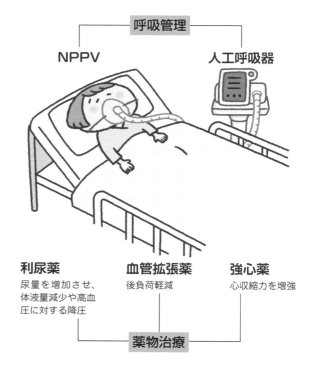

呼吸管理
NPPV　人工呼吸器

利尿薬
尿量を増加させ、体液量減少や高血圧に対する降圧

血管拡張薬
後負荷軽減

強心薬
心収縮力を増強

薬物治療

ケアのポイント

　清拭などで仰臥位にすると、呼吸困難感が増悪します。ケアを実施する際はその必要性を考え、座位や半座位で行っても良いでしょう。患者に最も負担のない方法を選択し、症状を注意深く観察しながら実施することが重要です。

　*CS 1とよばれる急性心不全では血圧の上昇に伴い、症状が急激に進行することがあります。NPPVや治療に伴う活動の制限はストレスに繋がり、不穏やせん妄を引き起こすことがあり、後負荷増大に繋がります。NPPVの受容や夜間の様子などを共有し、必要があれば鎮静薬の使用を医師に提案することも重要です。

*CS1:クリニカルシナリオ;急性心不全の病院前を含む超急性期の病態把握について収縮期血圧に注目した分類

ここをチェック!

　呼吸困難は死の恐怖ともたとえられるほど患者にとっては耐えがたいものです。得られるパラメーターも重要ですが、患者の身体所見も注意深く観察しましょう。呼吸補助筋の使用や呼吸数の増加は、急性肺水腫に限らず重要な所見の1つです。

- ☑ 呼吸困難の有無
- ☑ 呼吸数、呼吸補助筋の使用、呼吸音
- ☑ 酸素化指標（SpO_2、P/F比）
- ☑ in/outバランス

分時換気量は同じなのに息苦しい?

　呼吸数が多いと何が問題になるのでしょうか。人体にはガス交換に関与しない死腔が存在します（解剖学的死腔）。1回換気量は約500mLであり、解剖学的死腔は約150mLといわれています。

　右表のAさんとBさんを比べてみると、どちらも分時換気量は6.0Lですが、呼吸数が増加するほど肺胞換気量は減少し、呼吸困難が増悪していることがわかります。

ケアに役立つ画像の見方

●胸部X線画像と肺胞のイメージ

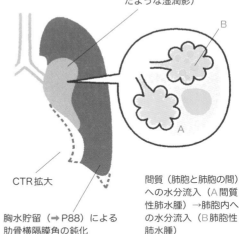

蝶形陰影（肺門部を中心に蝶が羽を広げたような湿潤影）

CTR拡大

胸水貯留（➡P88）による肋骨横隔膜角の鈍化

間質（肺胞と肺胞の間）への水分流入（A間質性肺水腫）→肺胞内への水分流入（B肺胞性肺水腫）

胸部X線はその条件（座位、臥位）にも注意しましょう。肺エコーが有用ともいわれています。

🐰 アドバイス

　治療が奏功すると呼吸困難は消失し、見かけ上は元気になります。しかし、そんなときこそ要注意です。臨床でよくあるケースが「排便」と「過度な体動」の際。とくに低心機能の患者では後負荷が増大することで駆出ができなくなり、再度うっ血をきたします。緩下剤などで排便コントロールを行うことや、徐々に負荷をかけていくことの重要性を説明し、協力してもらうことが必要です。

◆呼吸数増加と肺胞換気量の関係

	1回換気量	呼吸数	解剖学的死腔を除く肺胞換気量
Aさん	500mL	12回（通常の呼吸）	350mL×12=4.2L
Bさん	200mL	30回（浅く速い呼吸）	50mL×30=1.5L

PART
3
急性肺水腫の治療と看護ケアとは?

参考文献 (1)Anna M.Maw, MD, MS; Ahmed Hassanin, MD; P.Michael Ho, PhD;et al.: Diagnostic Accuracy of Point-of-Care Lung Ultrasonography and Chest Radiography in Adults with Symptoms Suggestive of Acute Decompensated Heart Failure A Systematic Review and Meta-analysis. JAMA, 2019.　(2)平岡栄治、則末泰博、藤谷茂樹:重症患者管理マニュアル 第1版. 株式会社メディカル・サイエンス・インターナショナル、2018年、316-324.　(3)本間研一、大森治紀,大橋俊夫ほか:標準生理学 第8版. 医学書院、2016年、670-693.　(4)医療情報科学研究所編:病気がみえるVol.4 呼吸器 第2版. メディックメディア、2016年、258-261.

ARDSの治療と看護ケアとは？

> *ARDS（急性呼吸窮迫症候群）は、様々な原因疾患に罹患したあと、急性に発症する非心原性肺水腫です。重症例では高度な低酸素血症を呈するため、原疾患の治療とともに呼吸管理が重要となります。

*ARDS: acute respiratory distress syndrome, 急性呼吸窮迫症候群

ARDSとは？

　様々な原因によって引き起こされた炎症性刺激により、血管透過性が亢進することで発症する非心原性肺水腫がARDSです。ガス交換能の悪化、肺コンプライアンスの低下が生じると考えられています。

　両側の浸潤影が特徴的ですが、均一に傷害されるのではなく、正常な肺胞、軽度な傷害、重度な傷害を受けた肺胞が混在しています。そのため人工呼吸管理による陽圧換気において、一部では過伸展が生じ、そのずり応力により肺傷害が増悪する可能性があります。

症状

　症状は様々ですが、低酸素血症による呼吸困難、頻呼吸がみられ、増悪によりチアノーゼを呈することもあります。2012年に発表されたベルリン定義がARDSの定義として広く使用されています。

◆ベルリン定義

発症	何らかの侵襲、新たな呼吸器症状から1週間以内		
酸素化	軽症（mild）	中等症（moderate）	重症（severe）
	$200mmHg < PaO_2/F_iO_2 \leqq 300mmHg$ PEEPまたはCPAP≧5cmH_2O	$100mmHg < PaO_2/F_iO_2 \leqq 200mmHg$ PEEP≧5cmH_2O	$PaO_2/F_iO_2 \leqq 100mmHg$ PEEP≧5cmH_2O
胸部X線	胸水、無気肺または小結節影のみでは説明のつかない両側浸潤影		
肺水腫の原因	心不全や輸液過剰のみで説明がつかない肺水腫		

治療

　治療の根幹は、原疾患の治療と呼吸療法です。呼吸管理では肺傷害予防のため低容量換気がすすめられています。身長から求められる予測体重を用いて、一回換気量を6〜8mL/kg、プラトー圧は30cmH_2O以下に制限します。また酸素化は*F_iO_2と平均気道内圧によって規定されるため、高いPEEPが設定されることが多いですが、適正なPEEPの値はまだわかっていません。そのほかの治療に水分管理、栄養管理、重症なARDSに対する腹臥位、*ECMOなどがあります。

*F_iO_2:fraction of inspiratory oxygen, 吸入気酸素濃度
*ECMO:extra-corporeal membrane oxygenation, 人工肺とポンプを用いて心臓や肺の代替を行うもの

ケアのポイント

ARDSの呼吸管理においては、肺胞の新たな虚脱防止と再開通が必要となるため、高いPEEPが設定されることはすでに述べました。気管吸引などで安易に回路を開放することで、容易に肺胞は虚脱します。また、高いPEEPは圧損傷や心拍出量の低下、頭蓋内圧の亢進などをもたらします。様々な原因疾患から生じる可能性があるため、パラメーターや身体所見に注意して観察することが重要です。

ここをチェック！

人工呼吸管理による呼吸管理とともに、組織還流が適正かどうかを確認することが重要です。また、深すぎる鎮静も合併症を生じるため、*RASSなどで経時的に評価を行います。対象に苦痛がないか、*NRSなどの痛みのスケールを使用します。自己申告が不可能であれば客観的評価スケールである*BPSや*CPOTを使用し、痛みのコントロールを行うことも重要です。

- ☑ バイタルサイン
- ☑ 人工呼吸管理と血液ガス
- ☑ 呼吸補助筋の使用、呼吸音
- ☑ 網状皮斑の有無
- ☑ in/outバランス
- ☑ 体位管理
- ☑ 痛み、鎮静の評価

アドバイス

P/F比は$PaO_2 \div F_iO_2$で求められ、酸素化の指標として使用されますが、P/F比が改善しても酸素化が改善されたとは限りません。酸素化は平均気道内圧とF_iO_2によって規定され、平均気道内圧に大きな影響を与えるのはPEEPです。P/F比と併せてPEEPの値も確認しましょう。

POINT

利尿剤や輸液制限により肺機能の改善を示唆する研究もある一方、ARDSは様々な原因で生じる可能性があるため、肺以外の臓器還流を悪化させる可能性があるといわれています。また輸液に反応するのかどうかを*CVPや*PCWPなどの圧指標で評価することは理論的根拠に乏しく、*SVVや下肢挙上テストが注目されています。いずれにしてもARDSは肺単体の傷害とみるのではなく、多臓器傷害の1つとして全身の臓器還流をモニタリングしていくことが重要です。

*RASS:richmond agitation-sedation scale, 鎮静レベルの評価法
*NRS:numerical rating scale, 数字で評価する痛みの評価スケール
*BPS:behavioral pain scale,「表情」、「上肢の動き」、「人工呼吸器との同調性」で評価する痛みのスケール
*CPOT:critical-care pain observation tool,「表情」、「体の動き」、「人工呼吸器との同調性」(挿管の場合)または「発声」(非挿管の場合)、「筋緊張」で評価する痛みのスケール
*CVP:central venous pressure, 中心静脈圧
*PCWP:pulmonary capillary wedge pressure, 肺動脈楔入圧
*SVV: stroke volume variation, 一回拍出量変化

こんなときどうする？

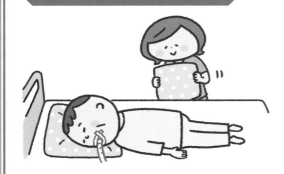

Q 重症のARDS患者さん。腹臥位で治療を行うことになりました。
腹臥位について、どのようなことに注意すれば良いでしょうか。

A 腹臥位ではチューブ閉塞、褥瘡の発生が多いといわれています。腹臥位時はクッションなどを用いて、圧を局所に集中させないよう工夫することが重要です。また、施設に適した方法でシミュレーションなどを行い、十分に訓練しましょう。「prone position」で検索すると動画もあります。

参考文献 (1)Laveena Munshi, Lorenzo Del sorbo, Neill K.J.Adhikari et al:Prone Position for Acute Respiratory Distress Syndrome. A systematic Review and Meta-Analysis, Annals ATS Volume 14 No.Supplement_4, 2017. (2)3学会合同ARDS診療ガイドライン作成委員会編:ARDS診療ガイドライン2016. 総合医学社、2016年. (3)則末泰博、讃井將満編:INTENSIVIST Vol.7 No.1特集ARDSその後. メディカル・サイエンス・インターナショナル、2015年.

再拡張性肺水腫の治療と看護ケアとは？

虚脱肺の急速伸展に伴って生じる血管透過性亢進型肺水腫を再拡張性肺水腫といいます。リスク因子を理解し、予防に努めることが何よりも重要となります。

再拡張性肺水腫とは？

虚脱した肺組織が急速に伸展することで血管傷害を生じ、透過性が亢進することで発症する透過性亢進型肺水腫です。重度の気胸や胸水、虚脱期間3日以上などがリスク因子となります。ドレナージ後、数時間以内に発症することが多く、通常、片側（再拡張側）にみられます。血漿漏出により循環血液量減少性ショックを呈することもあり、注意が必要です。

症状

本態は肺水腫であるため、急性肺水腫やARDSと同様の症状がみられます。特徴的なのはドレナージ開始後、比較的短時間以内にこれらの症状が新たにみられることです。

- 呼吸困難
- 低酸素血症
- 泡沫状の血性痰
- 喘鳴

治療

肺水腫に準じた治療を行います。酸素化、換気の維持ができず、呼吸仕事量の増大が考えられる場合は、人工呼吸を行います。陽圧換気を行えば、24〜48時間程度で症状の改善がみられることが多いといわれています。

◆ 呼吸管理

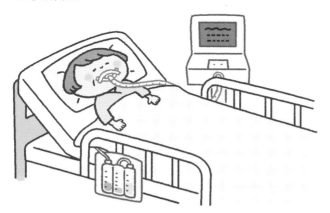

酸素投与および必要があれば、NPPV（➡ P66）や人工呼吸管理を行います。分離肺換気が行われる場合は人工呼吸器が2台必要となり、それぞれ酸素濃度や換気量、PEEPなどが設定されます。

◆ 分離換気

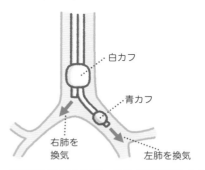

再拡張性肺水腫は通常、患側（再拡張側）にみられることが多いため、片側の肺は健常であり、陽圧換気や高濃度酸素に伴う弊害を防ぐため、換気様式は別々に設定されることがあります。治療には、図のようなダブルルーメンチューブを用います。カフが2つありイラストのように白カフのチューブで右肺を、青カフのチューブで左肺を換気します。

ケアのポイント

　リスク因子のある対象にドレナージ治療を行う際は吸引圧や排液量、排液にかける時間などに注意しましょう。またドレナージ中は対象の呼吸数や呼吸様式、呼吸困難感などを観察し、異常の早期発見に努めます。

　また、片側の肺のコンプライアンスが不良の場合、体位変換で容易に酸素化が悪化することがあります。定時的な体位変換ではなく、とくに患側を下にした体位は短時間とし、セミファーラー位などを組み合わせるなど目的を持ったケアプランが重要です。

●X線画像

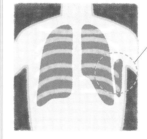

通常、皮下は白く写りますが、皮下気腫の場合は皮下が黒く写ります。

ここをチェック！

　通常、ドレナージはそれまでの原因を取り除く処置であるため、症状が軽快していくことが多いですが、以下の症状が新たに出現した場合は再拡張性肺水腫の可能性を考えます。また胸腔ドレーン留置後は決められた排液量や吸引圧を確認し、過度な排液や症状の出現がないかこまめにチェックが必要です。

- ☑ 呼吸困難の有無
- ☑ 呼吸数、SpO_2
- ☑ 呼吸補助筋の使用、呼吸音（患側での呼吸音の消失または減弱）、打診での鼓音
- ☑ 血液ガスデータ
- ☑ ショック兆候（頻脈、冷汗、末梢冷感・湿潤、顔面蒼白、脈拍触知不可、*CRT2秒以上）

*CRT:cardiac resynchronization therapy, 心臓再同期療法

 POINT

　近年、心臓弁膜症に対する弁置換術や弁形成術において*MICSが行われています。なかでも右小開胸による低侵襲僧帽弁形成術では右肺が視野の妨げになるため、手術中は分離換気により右肺を虚脱させます。この術後に再拡張性肺水腫を生じた例が報告されています。

*MICS:minimally invasive cardiac surgery, 低侵襲心臓手術

こんなときどうする？

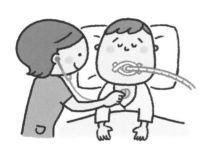

Q 鎮静下、人工呼吸器中の再拡張性肺水腫の患者さんのケアにあたることになりました。この患者さんについて、何に気をつければ良いでしょうか。

A 気胸の特徴的な症状は自覚症状が多いため、鎮静中ではわかりにくいことが多いと思います。再拡張性肺水腫は予防が大切であり、気胸にさせない、または早期に発見することが重要です。皮下気腫は特徴的な握雪感があります。また患側では呼吸音の減弱と鼓音がみられます。聴診や触診、打診といったフィジカルイグザミネーションがとても重要となります。常日頃から患者さんに触れるということを意識して観察しましょう。

参考文献 (1)医療情報科学研究所編:病気がみえるVol.4呼吸器 第2版. メディックメディア、2016年、290-295. (2)深田真宏、丸山修一郎、奥本龍夫ほか:Hypovolemic shockを伴う再膨張性肺水腫を発症した気胸の1例. 日本臨床外科学会雑誌、2014年、75(1)、68-72. (3)宇山攻、木村秀、湯浅康弘ほか:自然気胸ドレナージ後の再膨張性肺水腫の1例. 徳島赤十字病院医学雑誌. 2005年、Vol.10 No.1、65-68. (4)金光尚樹、山中一郎、仁科健ほか:右小開胸僧帽弁形成術に合併した再膨張性肺水腫の1例. 日本心臓血管外科学会雑誌、2014年、第43巻第4号、213-217.

誤嚥性肺炎の治療と看護ケアとは？

誤嚥性肺炎は、他の疾患で入院している患者が合併することも多くみられる疾患です。日々のケアの中で、誤嚥性肺炎を発症するリスクと症状を理解して早期からの介入が大切です。

誤嚥性肺炎とは？

唾液や食べ物などが誤って気道に入ることで発症する肺炎を、誤嚥性肺炎といいます。背景には嚥下機能の低下・障害があり、高齢者や脳血管疾患、筋神経系疾患の患者が発症しやすい疾患です。他の肺炎と比較して再発症率も高く、75歳以上の誤嚥性肺炎患者の約4割が何らかの介護が必要なレベルまで日常生活動作が低下するともいわれています。

症状

以下のような症状があります。高齢者や嚥下機能が低下している患者は、発熱や咳が出ないこともあるため、非典型的症状が多くみられます。

【典型的症状】
- 発熱
- 咳
- 痰の増加
- 呼吸困難感

【非典型的症状】
- 活気がない
- 食欲低下
- のどからゴロゴロと音がする

診断と治療

誤嚥性肺炎を疑う身体症状を認めたら、胸部X線写真やCT、血液データでの白血球や炎症所見を確認します。誤嚥性肺炎と診断された場合は、抗菌薬で治療を行います。酸素化の維持ができない場合には、人工呼吸器管理が必要となることもあります。

◆誤嚥性肺炎の診断の流れ

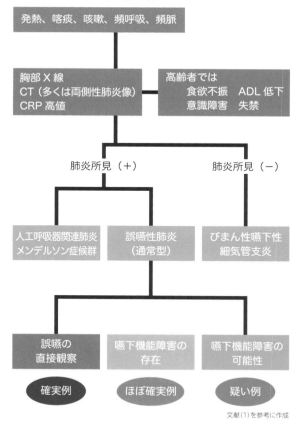

文献(1)を参考に作成

ケアのポイント

誤嚥性肺炎は再発率が高い病気であり、再発予防を意識したケアが大切になります。また、誤嚥は唾液や摂取中の食物だけではなく嘔吐などの胃内容物の逆流でも生じるため、食事中および食後の体位にも注意が必要となります。

胃液を誤嚥することにより発症する誤嚥性肺炎を化学性肺炎といいます。重症化しやすく予後も不良となるため食事中から食後しばらくの間はしっかりと体位を整えるようにしましょう。解剖学的に誤嚥しにくい体位は、ヘッドアップが最低でも30度以上で、頸部が前屈する姿勢です。

ここをチェック！

普段のケアでは主に以下のことを行います。

☑ 口腔ケア：口腔細菌の減少、増殖の予防
☑ 咳嗽力（がいそう）の強化：息を長く吐くなど呼気の強化や呼吸訓練
☑ 嚥下機能の評価
　簡易評価：反復唾液嚥下検査、改定水飲みテスト
　精密評価：嚥下造影検査や嚥下内視鏡検査など
☑ 嚥下機能の維持と向上：発声訓練や言葉遊び
☑ 栄養状態の維持：状態に応じた食事形態の調整や早期栄養（経腸栄養や静静脈栄養）の実施

● 気管支の解剖と誤嚥性肺炎の関連

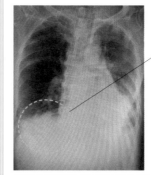

● 胸部X線写真での肺炎像は白く濁った様になっており、境界も不明瞭です。肺炎の部位は気管支の解剖学的にも下葉背側（S6やS10）に多くみられます。

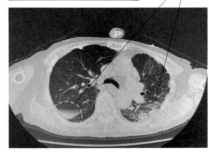

● 両背側に強い炎症所見

◆ 姿勢による気管と食道の関係

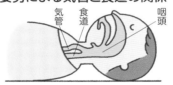

気管　食道　咽頭

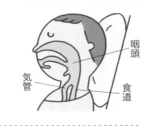

咽頭　気管　食道

ヘッドアップにより咽頭と気管の角度が大きくなる。

POINT

誤嚥性肺炎は負のスパイラルに陥りやすい疾患です。入院時から先を見据えて言語聴覚士や管理栄養士などの他職種とも連携を図りながらケアを行うことで、再発リスクを軽減させることができます。チーム医療で負のスパイラルを断ち切りましょう！

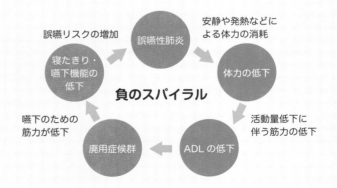

誤嚥リスクの増加　誤嚥性肺炎　安静や発熱などによる体力の消耗
寝たきり・嚥下機能の低下　体力の低下
嚥下のための筋力が低下　活動量低下に伴う筋力の低下
廃用症候群　ADLの低下
負のスパイラル

参考文献 (1)日本呼吸器学会　医療・介護関連肺炎(NHCAP)診療ガイドライン作成委員会編:医療・介護関連肺炎(NHCAP)診療ガイドライン　第1版第3刷. メディカルレビュー社、2012年、32-35. (2)日本集中治療医学会　看護テキスト作成ワーキンググループ編:集中治療看護師のための臨床実践テキスト(療養状況と看護編)第1版. 真興交易株式会社医書出版部、2019年、182-191. (3)医療情報科学研究所編:病気が見えるvol.4 呼吸器 第1版. メディックメディア、2007年、70-87.

誤嚥性肺炎の治療と看護ケアとは？

市中肺炎の治療と看護ケアとは？

肺炎球菌ワクチンやインフルエンザワクチンの接種率の増加に伴い、肺炎の罹患率は減少しています。しかし一方で、肺炎は日本の死因で常に上位となっています。早期治療による重症化を予防していくことが重要です。

市中肺炎とは？

　日常生活を送っている人が医療施設以外で感染して発症する肺炎を市中肺炎といいます。市中肺炎を引き起こす起因菌は、肺炎球菌やインフルエンザ桿菌などの細菌性、インフルエンザウイルスなどのウイルス性、マイコプラズマやレジオネラなどの微生物があります。

POINT

　市中肺炎とは異なり、入院後48時間以上経過してから発症した肺炎を院内肺炎といいます。さらに、気管挿管後48時間以上経過して発症した肺炎を人工呼吸器関連肺炎といいます。

症状

他の肺炎と同様に、発熱や咳、倦怠感などの典型的症状がみられます。

診断と治療

　典型的症状に加えて、胸部Ｘ線写真で浸潤影を認めたら市中肺炎を疑います。起因菌の同定のために、喀痰培養やグラム染色、必要時には血液培養や尿培養などの検査を行い、抗菌薬を投与します。また、肺炎の重症度を評価するためにA-DROPといった診断方法を用いることが多いです。

◆診断の流れ

①自覚症状の確認（問診）
咳嗽、痰、呼吸困難感、倦怠感、食欲不振などの症状はどうか

▼

②身体症状の確認（フィジカルイグザミネーション）
呼吸回数、副雑音（fine crackles、coarse crackles）、SpO₂、脈拍、体温、血圧などのバイタルサインはどうか

▼

③胸部Ｘ線写真	浸潤影はあるか

▼

④血液検査	WBC、CRPなどの好中球や炎症性データ

▼

⑤グラム染色、喀痰培養、血液培養、尿培養検査

◆A-DROP

Age（年齢）	男性70歳以上、女性75歳以上
Dehydration（脱水）	BUN21mg/dL以上 or 脱水
Respiration（呼吸）	SpO₂90%以下 PaO₂60Torr以下
disOrientation（意識障害）	意識障害
low blood Pressure（低血圧）	収縮期血圧90mmHg以下

【該当数】　0項目：軽症→外来治療
　　　　　　1～2項目：中等症→外来または入院治療
　　　　　　3項目：重症→入院治療
　　　　　　4～5項目：超重症→ICUでの入院治療
A-DROPとは、5つの所見から該当する項目数で重症度を評価するための指標である。ショック状態の場合は超重症と評価する。

ケアのポイント

　抗菌薬治療を開始したあとは対症療法と二次的感染の予防を徹底します。

■1 症状のコントロールと呼吸機能の回復

　呼吸困難感は死を連想させる症状の１つです。患者の症状やバイタルサインからアセスメントを行いタイムリーに関わることで、患者の苦痛と不安を軽減させることができます。また、入院中に重症化することも考えられるため、バイタルサインの変動には十分に注意を払って観察しましょう。必要時は酸素投与や吸入薬の使用について医師と相談しましょう。

■2 合併症の予防

　生命を脅かす合併症として敗血症が挙げられます。起因菌のドレナージや早期治療に努めて重症化を回避することが重要です。また、必要以上に酸素消費量を増やさないように安静に過ごせる環境を整えましょう。口腔分泌物の誤嚥による誤嚥性肺炎にも注意が必要です。

■3 予防（再発予防）

　市中肺炎を予防するためにはワクチン接種が効果的です。発症したとしても重症化を防ぐことができます。ほかにも、一般的な手洗いやうがいも効果があります。患者指導を行い、肺炎予防を励行しましょう。

アドバイス

　バイタルサインの中でも呼吸回数の変化は早期からみられます。呼吸回数の観察は急変を回避するために重要なポイントであるため意識して測定しましょう。

◆肺炎ケアのポイント

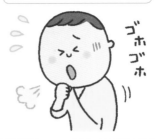

症状のコントロールと呼吸機能の回復
- 抗菌薬の投与
- 酸素投与
- 安静

合併症の予防
- 体位ドレナージ
- 口腔ケア
- 院内感染の防止

予防（再発予防）
- 肺炎球菌ワクチン、インフルエンザワクチンの接種
- 手洗い、うがい

風邪と肺炎の関係

　一般的に風邪といわれている状態は、細菌やウイルスによる上気道感染を指します。肺炎とは区別されていますが、上気道で炎症が生じると線毛運動の低下により細菌やウイルスを排除する力が減少し、肺炎を発症することもあります。普段から、手洗い・うがいを習慣づけて予防することも重要な対策です。

こんなときどうする？

Q 咳と痰が続いており、呼吸困難感が出現したため受診した、70歳代男性の患者さん。意識清明、SpO₂ は90%で呼吸回数は30回/分、収縮期血圧は120mmHgでした。胸部X線写真で両側の浸潤影が確認され、その後の採血で BUN 30mg/dL であることがわかりました。この患者さんに対して、どのように対応すれば良いでしょうか。

A 症状と胸部X線写真から肺炎を発症していることが考えられます。A-DROPで評価すると年齢・脱水・呼吸の3項目に該当し重症例として入院となります。しかし、入院したからといって安心はできません。SpO₂ の低下や頻呼吸がみられるため、呼吸状態の悪化に注意して観察を行いましょう。重症化するリスクがあることを意識して観察することによって気がつけることもありますから、そのための知識が必要です。

細菌性肺炎の治療と看護ケアとは？

細菌により肺胞で化膿性炎症が起こったものを細菌性肺炎といいます。治療が遅れると敗血症やARDSを合併することもあるため、早期からの抗菌薬による治療と排痰ケアが重要となります。

細菌性肺炎とは？

細菌性肺炎とは、肺炎球菌やインフルエンザ桿菌、黄色ブドウ球菌などの細菌が原因で発症した肺炎のことをいいます。細菌以外の微生物が起因菌となった肺炎を非定型肺炎といい、細菌性肺炎と区別しています。

症状

- 湿性咳嗽（がいそう）と膿性痰
- 聴診：肺胞に膿性痰がたまるため coarse crackles（クラックル）が聴取される
- 打診：濁音が聴取される
- 胸部X線写真：air bronchogram（エアブロンコグラム）を伴う肺胞性陰影を認める

◆起因菌による肺炎の分類と特徴

	細菌性肺炎	非定型肺炎
起因菌	肺炎球菌 インフルエンザ桿菌 黄色ブドウ球菌 レンサ球菌 緑膿菌 大腸菌など	マイコプラズマ クラミジア レジオネラ リケッチア 真菌など
症状	湿性咳嗽、膿性痰、発熱、呼吸困難感	乾性咳嗽、発熱、呼吸困難感
炎症が起きる場所	肺胞	肺胞や間質
白血球数	増加	正常 or やや増加

◆air bronchogram（エアブロンコグラム）

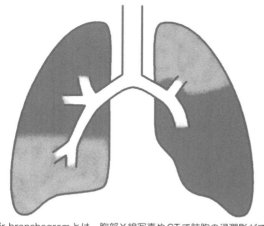

air bronchogramとは、胸部X線写真やCTで肺胞の浸潤影ができた際に、気管支とのコントラストが生まれて気管支が見える状態のこと。浸潤影は透過性が低下するため白く、気管支内は空気があり黒く写るためair bronchogramが生じる。

◆炎症の部位による肺炎の分類（形態学的分類）

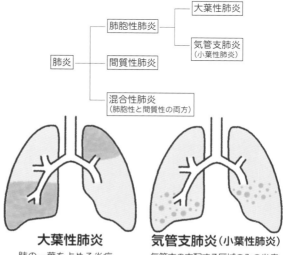

肺炎 ─ 肺胞性肺炎 ─ 大葉性肺炎 / 気管支肺炎（小葉性肺炎）
　　 ─ 間質性肺炎
　　 ─ 混合性肺炎（肺胞性と間質性の両方）

大葉性肺炎
肺の一葉を占める炎症。

気管支肺炎（小葉性肺炎）
気管支の支配する区域のみの炎症。

治療

　主な治療法は、起因菌に感受性のある抗菌薬の投与です。免疫低下が見られる場合、ステロイドやG–CSF製剤の投与を行うこともあります。また、酸素化が維持できない場合は酸素投与や人工呼吸器管理を行うこともあります。

ケアのポイント

■1 排痰ケアに努める

　細菌性肺炎の最大の特徴は、細菌による肺胞での化膿性炎症です。ケアで重要なことは、たまっている痰を排出することです。そのためには、吸気を加湿することや体位ドレナージが有効となります。しかし、やみくもに体位ドレナージをするのでは意味がないため、胸部X線写真や聴診スキルを活用して患者に適した体位を考えていきましょう。また、発熱や倦怠感などの症状に合わせて対症療法をとっていき、患者の苦痛と軽減を緩和することも重要です。

■2 合併症に注意する

　細菌性肺炎の炎症が長期化・増悪すると、敗血症やARDSを合併してしまう危険性があります。呼吸回数や意識レベルの変化、血圧の低下などの変動には注意して異常の早期発見に努める必要があります。さらに、医師との情報共有に努めていけば、異常の早期発見だけでなく早期対応に繋げることができます。

アドバイス

　qSOFAは感染症と診断または疑われている状態で、GCS15点未満・呼吸回数22回/分以上・収縮期血圧100mmHg以下のうち2項目以上当てはまると敗血症を疑う指標です。医師へ報告する指標としても有用なのでぜひ覚えておきましょう。

POINT

　細菌性肺炎の症状は、細菌感染による炎症からくるものです。細菌に対する生体反応として好中球が増加して戦いますが、重症感染症の場合は好中球が減少する場合があります。そのようなときにはG–CSF製剤を使用することがあります。

ここをチェック！

☑ **身体症状**
悪寒、全身倦怠感、食欲不振

☑ **バイタルサイン**
発熱、呼吸回数増加、脈拍増加

☑ **呼吸器症状**
咳嗽、喀痰、呼吸困難感

☑ **フィジカルアセスメント**
視診：しんどそうな表情
打診：濁音
触診：発声時の胸部や頸部の振動
聴診：coarse crackles

☑ **胸部X線写真**
浸潤影

☑ **血液データ**
白血球・好中球の増加、CRPの増加

こんなときどうする？

Q 細菌性肺炎で入院となり、抗菌薬で治療を開始した患者さん。喀痰が多く頻回にティッシュに自己喀出をしていますが、粘稠度が高いため喀出量としては少なく、頻回に咳払いをしています。この患者さんに対して、どのような対応をすれば良いでしょうか。

A 喀痰の粘稠度が高い場合には、まず加湿をしてみましょう。発熱や水分摂取量の減少から口腔環境が乾燥しやすくなっている場合が多くみられます。含嗽を行うだけでも効果が得られます。もし、不十分な場合には加湿吸入の使用を医師と相談しましょう。頻繁な咳嗽は体力の消耗に繋がります。また、排痰困難は窒息や無気肺のリスクにもなるため、早期に対応するようにしましょう。どうしても喀出できない場合には吸引も考慮しましょう。

参考文献 (1)医療情報科学研究所編:病気が見えるvol.4 呼吸器 第1版. メディックメディア、2007年、70-87. (2)日本呼吸器感染症に関するガイドライン作成委員会編:日本呼吸器学会ガイドライン. 日本呼吸器感染症に関するガイドライン作成委員会、2007年.

胸水の治療と看護ケアとは？

胸水は何らかの原因により、肺の外に水がたまった状態のことです。肺の外の胸腔に水がたまることで、肺が正常に膨らむことができなくなり、呼吸困難や低酸素血症、全身の倦怠感などを引き起こします。

胸水とは？

肺には胸膜と呼ばれる肺を覆っている薄い膜があります（右図）。この膜には肺表面を覆う臓側胸膜と、胸郭内面を覆う壁側胸膜の2種類があります。胸水は壁側胸膜から産生され、胸腔には通常数mlの胸水が貯留しています。壁側胸膜と臓側胸膜の癒着を防ぎ、摩擦を生じさせないよう潤滑剤としての役割を果たしています。

胸水貯留とは正常の範囲を超え、胸腔の液体の産生亢進あるいは吸収の抑制が生じ、液体が異常に貯留した状態のことを指します。

原因

胸水貯留の原因となる疾患は、次のように分けられます。

●胸水が片側に貯留する疾患

悪性腫瘍による胸水、結核、肺炎に随伴する胸水、膿胸があります。これらは滲出性の胸水といい、毛細血管の透過性が亢進することで起こり、上記疾患の胸膜炎によって生じます。胸膜炎にはがん性と結核性が全体の7割近くを占め、治療として抗菌薬の使用や胸腔ドレナージが必要になります。

●胸水が両側に貯留する疾患

うっ血性心不全や低タンパク血症があります。これらは漏出性胸水といい、静水圧（毛細血管から水分を押し出す圧力）の上昇や膠質浸透圧（血漿タンパクによって血管内水分を血管内に保とうとする圧力）の低下によって起こります。

◆胸膜の構造

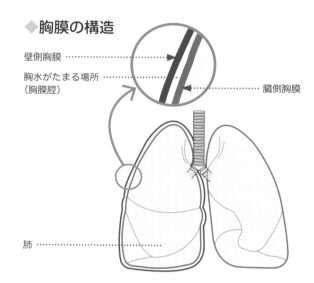

壁側胸膜 ……………………

胸水がたまる場所（胸膜腔） ……………

臓側胸膜

肺 ……………………

症状

胸水がたまると、たまった水に肺や心臓、大血管が圧迫されるため換気が悪くなり、心臓に戻る血液が減少し血圧低下を起こします。症状として呼吸困難感や息切れ、アルブミンの漏出や血圧低下による全身の倦怠感が出ます。

胸膜病変による胸膜刺激症状として、胸痛や違和感、ひきつれ感、乾性咳嗽（がいそう）を引き起こすこともあります。

治療

原因となる疾患の治療を行います。必要に応じて胸腔穿刺などを行い排液します。

胸水の貯留によって呼吸状態の変化やバイタルサインの変動をきたす場合は、早急な胸腔ドレナージが必要となる場合があります。

ケアのポイント

　まずは胸部X線写真で胸水貯留部位を確認しましょう。胸水の貯留部位によっては、清拭などで体位を調整する場合に呼吸状態が変化することがあるため、ケア中も十分な観察が必要です。また、胸水穿刺やドレナージの処置後では、ショックや虚脱した肺が急激に再膨張したことで生じる再膨張性肺水腫に注意が必要です。多くは、処置後数時間以内に発症するとされていますので、処置中・処置後の患者の観察が重要となります。

ここをチェック!

- ☑ 視診：胸郭の動きが鈍くなる（胸に手を置いてみよう）
- ☑ 触診：声音振盪（しんとう）が低下
- ☑ 打診：胸水貯留部位で濁音がする
- ☑ 聴診：胸水貯留部位で呼吸音の減弱がある、ときに胸膜摩擦音を聴取する
- ☑ バイタルサインの変化：低酸素血症の症状→ SpO_2、呼吸回数上昇、チアノーゼ、血圧低下

ケアに役立つ画像の見方

●胸部X線画像

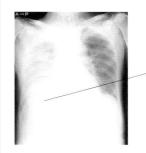

●大量の胸水がある場合、真っ白になる

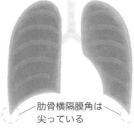

通常の肺

肋骨横隔膜角は尖っている

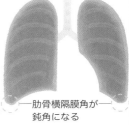

胸水貯留の肺

肋骨横隔膜角が鈍角になる

胸水は胸腔の下のほうからたまるため、肺が徐々に持ち上げられていきます。その結果、胸部X線写真では肋骨横隔膜角が鈍角になります。

アドバイス

　胸水は背側に貯留しやすいという特徴があります。聴診の際は、背側の下肺野までしっかりと聴取しましょう。

こんなときどうする？

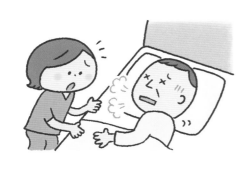

Q 患者さんの体位変換をしたあと、徐々に息苦しさを訴えるようになり、呼吸回数も早くなりました。SpO_2 も低下してきています。この患者さんに対して、どのように対処すれば良いでしょうか。

A 胸部X線写真で胸水の有無と位置を確認してみましょう。胸水が貯留しているほうは、肺の虚脱により換気が低下しています。そのような状態で胸水が貯留しているほうを下にすると、血流は重力により下側で増加し、換気効率が低下してしまいます。換気血流比不均衡といわれる状態です。胸水が貯留していないほうの肺を下にすることで、虚脱していない肺の血流が増加し、換気効率が上昇、SpO_2 も上昇し呼吸が楽になる場合があります。

参考文献 (1)玉置淳監修：全部見える呼吸器疾患. 成美堂出版、2016年、62-63、268-271. (2)医療情報科学研究所編著：病気が見えるvol.4 呼吸器. メディックメディア、2017年、290-294. (3)長尾大志：まるごと図解　呼吸の見かた. 照林社、2016年、98-101.

膿胸の治療と看護ケアとは？

膿胸とは胸膜が炎症を起こし、膿性の浸出液が胸腔に貯留した状態のことです。膿胸は慢性膿胸に移行しないよう急性期のうちに抗菌薬やドレナージ、外科的治療などを行うことが重要です。

膿胸とは？

胸膜に感染が起こると、胸水の量が増え細菌が増殖し膿性の胸水が貯留します。この状態を膿胸といい、これを放置あるいはドレナージを行っても不適切であった場合、慢性的な膿胸に移行してしまいます。膿が蓄積して3か月以内のものを急性膿胸、それ以上経過したものを慢性膿胸と呼びます。

膿胸は長期化すると胸膜が線維化し臓側胸膜が肥厚します。線維化し、肥厚した胸膜により肺の拡張が妨げられ呼吸運動を障害し、膿が慢性的に貯留することで感染が遷延化します。慢性化すると治療に難渋するため、急性期の段階での対処が必要となります。

症状

【急性膿胸】
- 発熱
- 咳嗽（がいそう）
- 胸の痛み
- 息切れ
- 呼吸困難感

【慢性膿胸】
- 肺の拡張が妨げられるため、急性膿胸より顕著に呼吸障害が出現
- 膿性の痰やチョコレート色の痰

◆膿胸

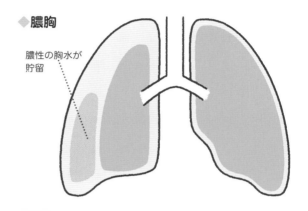

膿性の胸水が貯留

原因

膿胸は、肺炎や感染性呼吸器疾患、肺結核等の感染症に続発する形で発症することがあります。とくに高齢者、糖尿病患者、ステロイド使用患者など免疫機能が低下した患者の場合、発症すると感染が周囲へ広がってしまいます。

また、免疫不全などを伴わない膿胸は歯周病が原因であることもあります。

そのほか心臓、肺、食道などの周辺臓器の外科手術後や食道穿孔などの縦隔炎から横隔膜を超え、波及して起こることもあります。

検査・診断

以下のような特徴的な所見により診断します。

☑ 胸部X線写真→胸水貯留を認める

☑ 胸水検査→貯留液体の性状、細菌の有無と種類を検査する

☑ 血液検査→白血球、CRP上昇、赤沈増加

胸腔ドレナージによる排膿と抗菌薬の投与を行います。抗菌薬が無効の場合や肺瘻が続く場合は手術療法の適応となります。急性のうちに徹底的な治療を行う必要があります。また術後はドレナージ治療と洗浄などを含めた全身管理が必要となります。

◆術式

掻爬剝皮術（そうははくひじゅつ）	胸腔の隔壁や膿、肥厚した胸膜を除去する。これにより肺を拡張させ、膿胸腔を閉鎖させる術式。膿胸手術の第一選択。
開窓術	膿胸腔を開放して洗浄し、二期的に膿胸腔の閉鎖を行う。
胸膜肺切除術	肥厚した胸膜とともに肺全体を切除する術式（めったにない）。
膿胸腔縮小術	●胸郭形成術…骨を切除して膿胸腔を狭小化、閉鎖する。 ●大網・筋肉充填術　など

ケアのポイント

膿胸は、肺の感染症に続発し胸膜の炎症を起こす病態であり、感染からの重症化の回避や異常の早期発見が重要となります。

● 呼吸状態の変化だけではなく、熱型や頻脈、血圧低下など感染に伴うバイタルサインの変化にも注意が必要。

● 全身倦怠感が強いため、負荷症状に注意しながらベッド上でのリハビリから実施し、予備能力が低下しないように援助する。DVTや褥瘡形成など廃用症候群の予防、原疾患となる糖尿病などのコントロールを行う。

● 感染が遷延化し消耗性の疲労を呈するため、栄養状態を適宜評価し、患者に合った栄養方法を検討していく。

● 膿胸に伴う痛みをその都度評価し、医師へ薬剤調整を依頼するなどして痛みの緩和を図る。

こんなときどうする？

Q 膿胸の術後患者さんの看護で大切なことは何ですか？

A 手術により膿胸腔を切除すると、その部分にスペースができます。そのスペースに再度胸水がたまってしまわないように、肺を拡張させてあげることが必要です。そのため、痛みの管理を十分に行い、早期離床や肺機能練習器などを用いた呼吸リハビリを行っていくことが必要となります。

参考文献 (1)医療情報科学研究所編著:病気が見えるvol.4 呼吸器. メディックメディア、2017年、133.　(2)玉置淳監修:全部見える呼吸器疾患. 成美堂出版、2016年、280-281.

気胸の治療と看護ケアとは？

気胸とは何らかの原因で肺に孔が開き、胸腔に空気が貯留して肺がしぼんでしまう状態のことです。肺の虚脱により突然の胸痛や呼吸困難感が出現します。とくに緊張性気胸ではショック状態となるため、重症度を正確に判断し迅速に対応することが必要となります。

なぜ肺はしぼむのか？

　何らかのきっかけで臓側胸膜が損傷を受け、肺の中の空気が肺を包み込んでいる胸腔に漏れ出ることを気胸といいます。

　通常私たちの身体は、横隔膜が下がり胸郭が広がることで胸腔の陰圧により肺を拡張し、肺自身の弾性と均衡し肺は膨らんでいます。気胸によって胸腔に空気が入ってしまうと、胸腔の陰圧が消失し肺は自身の弾性によりしぼんでしまいます。

症状

- 臓側胸膜の損傷やひきつれによる刺激で起こる胸痛
- 肺の虚脱による呼吸困難感など

症状の程度や緊急度は、損傷を受けた肺の元々の状態によって異なります。

◆ 気胸の種類

自然気胸	気胸の中で最も多く、肺の表面にある気腫性嚢胞（ブラ・ブレブ）とよばれる空気の貯留した袋が破裂して胸膜に孔が開く病態。 ●原発性気胸：10〜20代の若く、長身でやせた男性に多い。 ●続発性気胸：喘息発作、COPD、肺がん、膠原病等基礎疾患がある患者に生じる。高齢者に多い。
外傷性・医原性気胸	交通事故などの外傷や穿刺等の医療行為により胸膜に穴が開き、気胸が起こる病態。血管損傷や肺を損傷した結果、血胸を併発することもある。

◆ 肺の虚脱度による分類

I度（軽度）	II度（中等度）	III度（高度）

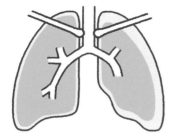 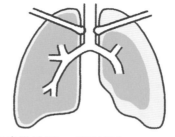 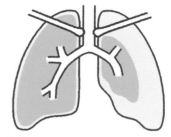

- 虚脱が20％以内
- 肺尖部が鎖骨上

- 虚脱が20〜50％以内
- 肺尖部が鎖骨より下

- 虚脱が50％以上
- 完全な虚脱

文献(1)を参考に作成

治療

1 安静

軽度の気胸は安静により自然に孔がふさがり、治癒します。

2 胸腔ドレナージ

中等度以上の場合に行います。胸腔にチューブを留置して、肺の虚脱を改善し再膨張を促す方法です。通常、大気圧より10〜15cmH$_2$Oの陰圧吸引をかけます。

3 胸腔鏡手術

2を行っても空気の漏れが止まらない場合や再発を繰り返す場合、左右同時に発症した場合などに行われます。一般的に、胸腔鏡下における肺嚢胞切除術または縫縮術を行います。

ケアのポイント

肺の虚脱度による分類のⅡ度以上では胸腔ドレナージを行うこととなります。患者にとって、胸腔ドレーンを挿入しながらの日常生活は、痛みや安静制限など身体的・精神的苦痛を伴う環境となります。看護師はドレーン管理や呼吸状態の観察を行いながら、本人の様々な苦痛をアセスメントし、痛みの緩和や入眠援助、過ごしやすいような環境調整等に努めることが必要です。また、治療中筋力低下等をきたさないよう、日常の中でリハビリに取り組めるような援助も重要です。

緊張性気胸に注意!

ショックを伴い、緊急を要する緊張性気胸には注意が必要です。異変にいち早く気づくことが求められます。

緊張性気胸とは、気胸のうち、肺に空いた孔が一方弁になって、吸気時には胸腔に空気が漏れ、呼気時には孔に蓋がされ、空気が外に出ない状態をいいます。人工換気中や交通事故で肋骨が刺さったときなどに多く発症します。胸腔が漏れ出た空気によってパンパンになることで心血管系が圧迫され、静脈還流が減り右記の症状が出ます。発見したら早急なドレナージなどの対処を行いましょう。

ケアに役立つ画像の見方

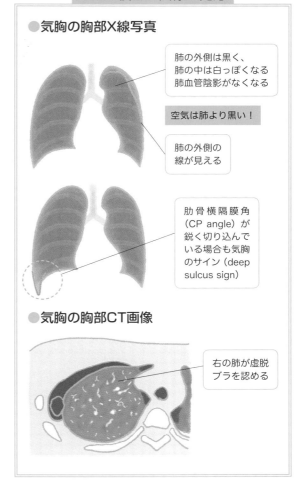

● 気胸の胸部X線写真

肺の外側は黒く、肺の中は白っぽくなる 肺血管陰影がなくなる

空気は肺より黒い!

肺の外側の線が見える

肋骨横隔膜角（CP angle）が鋭く切り込んでいる場合も気胸のサイン（deep sulcus sign）

● 気胸の胸部CT画像

右の肺が虚脱 ブラを認める

☑ バイタルサインの変化：血圧低下、頻脈、チアノーゼ、あるいはショック状態

☑ 視診：胸郭運動の左右差（パンパンに膨らみ動かない）、頸静脈の怒張

☑ 触診：皮下気腫（上から押さえるとギュッギュッという握雪感がある）、気管が健側にぐっとよる

☑ 打診：ポンポンと鼓音がする

☑ 聴診：呼吸音の減弱

参考文献 (1)玉置淳監修:全部見える呼吸器疾患. 成美堂出版、2016年、285-288. (2)医療情報科学研究所編著:病気が見えるvol.4 呼吸器. メディックメディア、2017年、296-301. (3)長尾大志:まるごと図解 呼吸の見かた. 照林社、2016年、76-85. (4)近藤泰児監修:見てできる臨床ケア図鑑呼吸器ビジュアルナーシング. 学研メディカル秀潤社、2016年、316-318.

肺血栓塞栓症の治療と
看護ケアとは？

肺血栓塞栓症は心外閉塞・拘束性ショックに分類され、死亡率の高い疾患です。全身管理を行いながら、原疾患に対し抗凝固、血栓溶解療法を行います。呼吸循環動態共に急激に悪化しうるため、急変予測や再発予防に努めます。

肺血栓塞栓症とは？

静脈血中に生じた血栓が、血流に乗って肺動脈を閉塞する疾患です。慢性肺血栓塞栓症の原因は主に肺動脈の基質化ですが、急性肺血栓塞栓症の原因は静脈系で形成された血栓（深部静脈血栓症〔DVT〕）が大半です。肺動脈が閉塞されると急激な低酸素血症、肺高血圧症が生じます。その結果、右心不全をきたし、心拍出量の低下が起こります。重篤な場合は心停止に陥ることがあります。

症状

- 呼吸困難
- 胸痛
- 呼吸数上昇
- 呼吸音の減弱
- バイタルサインの変化（SPO$_2$低下、心電図変化）
- 血液ガス（SaO$_2$、PaO$_2$、PaCO$_2$）の低下
- ホーマンズ兆候（足関節屈曲時に腓腹筋に痛み）、下肢の腫脹

POINT

肺血栓塞栓症の動脈血液ガス分析ではPaO$_2$、PaCO$_2$の低下が特徴的です。急激に血流遮断が起こることでガス交換障害が起こり呼吸困難が惹起されます。その結果、患者は酸素を取り込もうと頻呼吸になることで血中の二酸化炭素が拡散され、PaCO$_2$値が低下します。

治療

急激に呼吸、循環動態が悪化するため酸素化の改善が急務です。前述した通り心不全も引き起こす場合があるため、血管作動薬の使用やさらに経皮的心肺補助装置（PCPS）を使用して呼吸循環動態を維持します。外科的治療では肺動脈血栓除去、カテーテルによる下大静脈にフィルターを留置する場合もあります。スワンガンツカテーテルを挿入・留置し、直接ルートより血栓溶解薬を動注する場合もあります。

◆肺血栓塞栓症の治療の柱

外科的治療	人工呼吸器管理
肺動脈血栓除去術 下大静脈フィルター	酸素化改善

補助循環	薬物療法
循環動態維持	抗凝固薬 血栓溶解薬 血管作動薬

ケアのポイント

閉塞した肺動脈から肺梗塞を合併する可能性があります。また、肺高血圧より心不全を引き起こし、胸水の貯留を合併します。胸部X線画像や造影CTから塞栓部位を特定し、胸水や無気肺の有無を判断します。酸素化の変動を観察しながらポジショニング調整を行う必要があります。

ここをチェック！

肺血栓塞栓症では重症化することが多いため、全身の観察が必要です。また、抗凝固療法を施行しているため、採血データの変動も合わせて観察していきましょう。

- ☑ 呼吸状態：呼吸パターン、呼吸回数、努力呼吸や異常呼吸の有無

- ☑ バイタルサイン：心拍数、不整脈の有無、心電図波形、血圧、経皮的酸素飽和度

- ☑ 血液ガス分析：$PaCO_2$、PaO_2、SaO_2、pH、HCO_3^-、BE

- ☑ 自覚症状：呼吸困難感、胸部不快感の有無、程度

- ☑ 血液データ、Hb、Ht、活性化凝固時間（ACT）、国際標準化（INR）プロトロンビン比、トロンボテスト値、FDP、Dダイマー、APTT

- ☑ 皮膚や粘膜状態：ルート刺入部、口腔

- ☑ 人工呼吸器装着時：換気モード、1回換気量、気道内圧、$EtCO_2$、吸入酸素濃度

- ☑ スワンガンツカテーテル挿入時：心拍出量、心係数、体血管抵抗、肺血管楔入圧、中心静脈圧

ケアに役立つ画像の見方

● 胸部X線画像

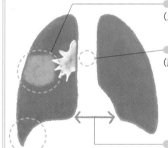

- ● Westermark's hump（血管影の減少）
- ● knuckle sign（肺門部肺動脈の拡張）
- ● 心陰影の拡大（右心負荷により右室の拡大、肺動脈の拡張を認める）
- ● 胸水の貯留（透過性の低下、C-Pアングルの鈍化）

● CT画像

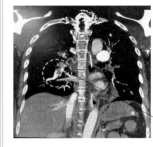

- ● 血流が遮断されると末梢の血流が描出されない

 アドバイス

肺血栓塞栓症では抗凝固薬、血栓溶解薬を使用します。そのため、患者は出血傾向となりやすく、ケアを愛護的に行うことが重要です。ちょっとした衝撃で皮下出血を起こしたりするのでアームバンド、レッグウォーマーを活用し皮膚損傷を予防しましょう。口腔ケアでは保湿ケアを頻繁に行い、乾燥による出血を予防することが重要です。ルート刺入部の出血がある際は、可吸収性止血剤が配合されたドレッシング材を使用するなどします。

こんなときどうする？

Q 肺血栓塞栓症を発症するリスクのある患者さんがリハビリをすることになりました。リハビリの際、どのようなことに気をつけたら良いでしょうか。

A 安静臥床や手術、骨折の場合深部静脈血栓の発症は高くなります。血流停滞や静脈内皮障害、血液凝固亢進の因子がないか評価をしましょう。肺血栓塞栓症は初回歩行時で起こることが多いとされ

ます。始めは床上での関節可動域訓練や軽労作のリハビリを行い呼吸循環動態が変動ないか評価しましょう。それを踏まえてリハビリ強度（ヘッドアップ、端座位、立位、足踏み、歩行）を上げていくことを推奨します。また、高リスクの場合や肺血栓塞栓症が既往にある場合は活動強度を上げる前にエコーでの深部静脈血栓有無の評価も重要です。

参考文献 (1)医療情報科学研究所編:病気がみえるvol.4 呼吸器. メディックメディア、2014年、208-213. (2)3学会合同呼吸療法認定士認定講習会:第20回認定講習会テキスト. 126-129.

無気肺の治療と看護ケアとは？

無気肺は様々な要因が重なって起こります。原疾患の治療が基本ですが、的確なフィジカルアセスメントにより肺胞の虚脱部位を判断し、ポジショニングや体位ドレナージを行うことで重症化を防ぐことが重要です。

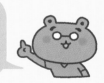

無気肺とは？

　無気肺とは、肺に空気が入らなくなり肺胞が虚脱した状態を指します。肺胞が虚脱した領域は有効な換気ができずガス交換障害をきたします。

　無気肺は、閉塞性無気肺と非閉塞性無気肺に分類されます。無気肺の多くは閉塞性無気肺であり、呼吸抑制や咳嗽力の低下、喀出困難が大きく影響しています。

◆ 無気肺の分類

閉塞性無気肺	主に分泌物貯留や肺がんなどによる気管支閉塞	
非閉塞性無気肺	圧迫性無気肺	胸水による
	粘着性無気肺	肺サーファクタント欠乏による
	瘢痕性無気肺	肺線維症による

症状

- 呼吸困難
- 努力呼吸(呼吸補助筋の使用)
- 呼吸数上昇
- 呼吸音の減弱
- SpO_2 低下
- 血液ガス（SaO_2、PaO_2）の低下

アドバイス

　肺胞が虚脱している部位ではガス交換が行われないため、低酸素血症を引き起こします。患者の主観的症状も踏まえ、的確なフィジカルアセスメントを行いましょう。

治療

　原疾患の治療が基本となります。重篤な場合は、人工呼吸器管理をして酸素化改善を行います。薬物療法や外科的治療による原疾患治療とともに合併症を予防することが重要です。

◆ 無気肺の治療の柱

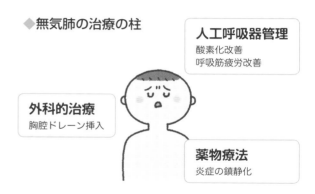

人工呼吸器管理
酸素化改善
呼吸筋疲労改善

外科的治療
胸腔ドレーン挿入

薬物療法
炎症の鎮静化

ガス交換障害の種類

　ガス交換障害の種類は肺胞低換気、シャント、拡散障害、換気血流比不均衡があり、無気肺はシャントに分類されます。前述した通り、肺胞の虚脱部位に流れる静脈血がガス交換されずに直接動脈血に流れるため酸素化が悪化します。

　シャント率が高い場合、酸素濃度をいくら上げても肺胞から血流への酸素の受け渡しが阻害されているため改善しません。

ケアのポイント

　安静制限されている患者は床上で過ごすことが多く、荷重側肺障害をきたしやすくなります。仰臥位で管理をしていると、気道に生じた分泌物が重力により両側の下葉に貯留しやすくなります。加えて胸郭や横隔膜の可動性の低下により十分な換気を得ることが困難となり、無気肺が悪化してしまいます。胸部Ｘ線やCT、聴診から複合的に無気肺の評価を行い、ポジショニング管理を行う必要があります。

ここをチェック！

　呼吸状態の評価はモニタや採血の評価だけでなく患者をみることが重要です。視診、触診、聴診からアセスメントしましょう。

- ☑ 自覚症状：呼吸困難感がないか、体位や姿勢のつらさはないか
- ☑ 呼吸様式、呼吸補助筋の使用の有無：規則的か、努力呼吸や異常呼吸がないか
- ☑ 胸郭の動き：左右差がないか
- ☑ 呼吸数：モニタの値を過信せず実測する
- ☑ 聴診：副雑音があるか、どの部位にあるか、左右差はないか
- ☑ バイタルサイン値が正常内か
- ☑ 血液ガス（PaO_2、SaO_2）

●胸部X線画像（右上葉無気肺）

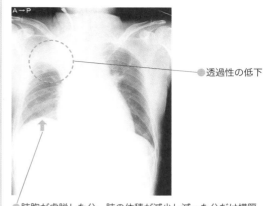

- ●透過性の低下
- ●肺胞が虚脱した分、肺の体積が減少し減った分だけ横隔膜・縦隔が患側に引っ張られ、挙上・変位する

アドバイス

　気管吸引で吸引できる範囲は主気管支までです。不要な吸引は気道粘膜の損傷だけではなく、酸素化低下の原因となり得ます。咳嗽力が弱い患者に対し重力を利用して痰を移動させるドレナージ体位へ調整するなど、咳嗽しやすいポジショニングの調整が必要です。また、患者の痰の粘稠度が高ければ水分出納のバランスを加味し、加湿や去痰薬を検討しましょう。

こんなときどうする？

Q 両下葉に無気肺がある患者さんです。体位ドレナージはどのようにしたら良いでしょうか。

A 人工呼吸器を装着し、陽圧換気管理を行っている患者さんは下葉に無気肺を形成しやすくなります。換気血流分布の規則に則ると、基本的に患側を上側にすることで酸素化が改善することが多いです。つまり、腹臥位療法が有効とされます。しかし、腹臥位はマンパワーの問題や適正な鎮痛、鎮静管理が重要となり、循環動態にも影響する場合もあります。前方60度側臥位（シムス体位）は腹臥位療法の代用体位に活用されるポジショニングです。前方60度側臥位は背面開放されるため換気血流の期待もされます。一度評価し、改善できなければ腹臥位療法を検討すると良いでしょう。

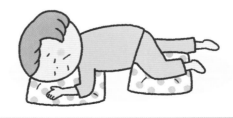

参考文献 (1)医療情報科学研究所編：病気がみえる vol.4 呼吸器. メディックメディア、2014年、276-279. (2)3学会合同呼吸療法認定士認定講習会：第20回認定講習会テキスト. 363-365. (3)道又元裕：ICU3年目ノート. 日総研、2013年、61-62.

皮下気腫・縦隔気腫の治療と看護ケアとは？

皮下気腫や縦隔気腫は、一般的には保存治療で時間の経過とともに消退することが多いですが、重症時は外科的治療が必要となります。現存する気腫の増大の有無や呼吸状態の観察が重要です。

皮下気腫・縦隔気腫とは？

皮下に空気が貯留した状態を皮下気腫といいます。

縦隔とは、胸腔の中央にある心臓をいれた厚い隔壁を指します。肺胞内圧が上昇し肺胞が破綻した結果、漏れた空気が肺血管に沿って肺門部に達し、縦隔気腫を発症します。縦隔気腫は特発性縦隔気腫と続発性縦隔気腫に分類されます。続発性縦隔気腫は外傷や原疾患が原因とされ、皮下気腫、気胸、胸水などの合併症が多いのが特徴です。

症状

- 自覚症状：胸痛、息切れ、呼吸困難
- 触診：前頸部から前胸部に握雪感＝雪を握ったような感触
- 聴診：心音に一致した捻髪音（Hamman 兆候）
- 嚥下痛

治療

特発性縦隔気腫は保存的治療が多いですが、急激な悪化の可能性があるため経過観察が必要です。続発性縦隔気腫の場合は原疾患の治療が主になります。感染により重篤化することが多いため、抗菌薬の投与が選択されることもあります。重症例では外科的治療が選択されます。

◆皮下気腫・縦隔気腫の治療の柱

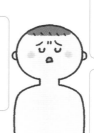

外科的治療
胸腔ドレーン挿入
縦隔切開、ドレナージ
※残存空気が多く気管や重要臓器を圧迫する危険がある場合

人工呼吸器管理
酸素化維持のため
※原疾患にガス交換障害がある場合

薬物療法
抗菌薬
原疾患に準じた薬物治療

問診ではここをチェック！

特発性縦隔気腫は原因不明の場合が多いため、続発性と分類するには問診が重要です。

☑ 特発性縦隔気腫の好発背景がないか：年齢、性別、体型、栄養状態、体重減少の有無

☑ 縦隔気腫の原因となるような出来事がないか：嘔吐、咳嗽、運動、排便など胸腔内圧が上昇する可能性のあるエピソード

☑ 縦隔気腫の原因となる疾病はないか：空洞性肺病変、麻疹、喘息などの呼吸器疾患

☑ 縦隔気腫の原因となる基礎疾患はないか：胸部の鈍的外傷、人工呼吸器使用に伴う気圧性外傷、手術後の影響、食道裂孔（破裂）

ケアのポイント

縦隔気腫が増大し緊張性縦隔気腫を起こすと、胸郭運動が抑制され拘束性換気障害が発生し、呼吸や循環状態の悪化に繋がります。そのため、皮下気腫を認めた場合はマーキングを行い、拡大や縮小の有無を観察していく必要があります。とくに、喘息や間質性肺炎の既往がある場合や小児では、重篤化する可能性が高いとされています。

全身管理ではここをチェック！

続発性縦隔気腫は重症化し循環障害を合併した場合は難治性となります。基礎疾患を含めた全身管理が必要となります。

☑ 呼吸状態：呼吸パターン、呼吸回数、努力呼吸や異常呼吸の有無

☑ バイタルサイン：心拍数、不整脈の有無、心電図波形、血圧、経皮的酸素飽和度

☑ 皮下気腫の範囲：拡大、縮小の有無

☑ 血液ガス分析：$PaCO_2$、PaO_2、SaO_2、pH、HCO_3^-、BE

☑ 自覚症状：呼吸困難感、胸痛、息切れの有無、程度

☑ 胸腔ドレーン留置時：リークの有無、呼吸性変動の有無、刺入部の観察

☑ 人工呼吸器装着時：換気モード、1回換気量、気道内圧、$EtCO_2$、吸入酸素濃度

☑ 意識レベル、鎮静程度：鎮静薬剤、鎮痛薬剤、鎮静深度（RASS）、鎮痛程度（NRS、CPOT、BPSなど）

ケアに役立つ画像の見方

● X線画像 ── 筋組織の描出、側胸部の場合は空気の泡が描出される

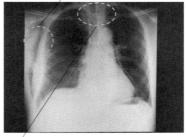

● 上部縦隔から左右の心血管陰影に沿って縦走する線状影と縦隔側の空気による透亮像（周囲に比べて黒く写る）

● CT画像 ── 皮下組織間に空気が入り込み、空洞ができる。この所見がある場合は触診で握雪感を認める

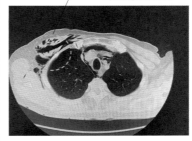

アドバイス

胸腔や縦隔ドレーンのリークがいきなり消失する経験はありませんか？　この場合、有効なドレナージがされておらず気腫が増大することがあります。また、リークがなかったのに再度出現した際も、刺入部から空気を引き込んでる場合があります。患者側か機械側の原因なのか原因検索を行いましょう。皮下気腫は吸収されることも多いですが、移動する場合もあるため周囲も触診して確認しましょう。

こんなときどうする？

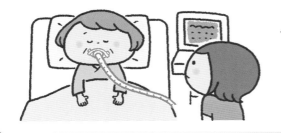

Q 縦隔気腫のある患者さんに人工呼吸器が装着されています。この場合、どのようなことに注意したら良いでしょうか。

A 人工呼吸器管理中は胸腔内圧が上昇しやすく、皮下気腫、縦隔気腫が悪化する可能性があるため注意が必要です。肺の圧損傷（barotrauma）を回避するため、人工呼吸器の30cmH₂O以下に呼気終末プラトーを保つことが推奨されています。気管吸引の刺激や不要なバッキングでは気道内圧が上昇し、肺の圧損傷に繋がる可能性があります。人工呼吸器管理中は患者さんの鎮静深度や鎮痛程度の評価を行い、管理することが必要です。

参考文献 (1)医療情報科学研究所編：病気がみえるvol.4 呼吸器 第2版. メディックメディア、2014年、260-261.　(2)佐藤憲明編：ドレナージ 管理&ケアガイド. 中山書店、2008年、79-79.　(3)日本版敗血症診療ガイドライン The Japanese Guidelines for the Management of Sepsis 2012、148-150.

アナフィラキシーショック（急性喉頭浮腫）の治療と看護ケアとは？

アナフィラキシーショックは、治療が遅れると窒息やショック状態から死に至ることもある病態です。最も重要な治療は、アナフィラキシーショックを疑ったら直ちにアドレナリンを大腿外側に筋肉注射（筋注）することです。

アナフィラキシーとは？

アナフィラキシーとは、食物や薬剤などの抗原が体内に侵入した際に生じるIgE抗体を介した過剰なアレルギー反応で、①窒息（急性喉頭浮腫）・呼吸不全、②ショック（急性循環不全）によって致死的となり得る病態です。治療によって一旦症状が改善した場合にも、二峰性反応（症状が再び悪化する反応）を生じることがあります。

症状

症状は多様で非典型的なものも多いですが、アレルゲンの暴露、皮膚症状（蕁麻疹、紅潮）に加えて、右表のいずれかの症状があれば、アナフィラキシーと判断すべきです。

さらに、アナフィラキシーに血圧低下や意識障害を伴う場合をアナフィラキシーショックといいます。

◆アナフィラキシーを疑う症状

気道	喉頭浮腫
呼吸器	喘鳴、呼吸困難
循環器	ショック
消化器	下痢、腹痛、嘔吐

治療

治療の第一選択は、アドレナリンの筋注です。注射部位は血流の多い大きな筋肉が存在する大腿外側が適しています。投与量は成人0.3〜0.5mg、小児0.01mg/kg（最大0.3mg）です。効果が不十分な場合は5〜15分毎に再投与します。

気道症状、喉頭浮腫に対しては、酸素投与を行いますが、緊急で気道確保が必要になる可能性を考えておく必要があります。

ショックに対して輸液が必要なので、静脈ラインも早急に確保します（ときに大量輸液を要する）。喘鳴、咳嗽、呼吸困難がある場合には気管支拡張薬であるβ_2刺激薬の吸入も行います。症状を和らげる抗ヒスタミン薬や、二峰性反応を予防するためのステロイドも考慮します。

◆アナフィラキシーショックの治療のイメージ

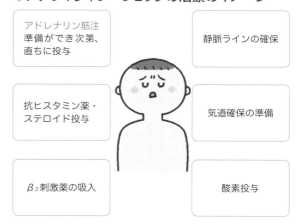

アドレナリン筋注
準備ができ次第、直ちに投与

静脈ラインの確保

抗ヒスタミン薬・ステロイド投与

気道確保の準備

β_2刺激薬の吸入

酸素投与

ケアのポイント

　A（気道）、B（呼吸）、C（循環）、D（意識状態）、E（皮膚）を評価し、アナフィラキシーショックを疑えばすぐに応援を呼びます。患者の状態を観察すると同時に、アドレナリンを速やかに投与するための準備を進めます。また、基本的には患者を仰臥位にし、下肢挙上します。モニタを装着し、継続的なモニタリングを行い、気道閉塞や血圧低下など急変のリスクを予測して行動することが重要です。気管挿管の準備、さらには気管挿管が困難なときに備えて輪状甲状間膜穿刺・切開の準備をしておくと良いでしょう。

　二峰性反応が起こることがあるため、一旦症状が落ち着いた場合も継続した観察が必要です。

◆アナフィラキシーショックを認識したら

```
┌─────────────────────┐
│   患者の異変を認識    │
└─────────────────────┘
          ↓
┌─────────────────────┐
│   原因物質の中止      │┐
└─────────────────────┘│
┌─────────────────────┐│
│     応援を呼ぶ        ││  準備ができ次第
└─────────────────────┘│  アドレナリン筋注
┌─────────────────────┐│
│ 仰臥位、下肢挙上の体位 ││
└─────────────────────┘│
┌─────────────────────┐│
│    ABCDE 評価         ││
└─────────────────────┘│
┌─────────────────────┐│
│ 酸素投与・静脈ライン確保 │┘
└─────────────────────┘
```

ここをチェック！

　アナフィラキシーは全身に症状が出る可能性があるため、頭から足先まで観察します。

- ☑ 薬剤など原因物質は中止したか
- ☑ 呼吸困難や吸気性喘鳴の有無
- ☑ 努力呼吸、頻呼吸の有無
- ☑ 血圧は維持されているか
- ☑ 意識障害の有無
- ☑ 皮膚・粘膜症状の有無
- ☑ その他の自覚症状の有無
- ☑ アドレナリン筋注は実施したか
- ☑ 仰臥位、下肢挙上の体位をとっているか
- ☑ モニタを装着したか
- ☑ 静脈ラインを確保したか
- ☑ 酸素投与を開始したか
- ☑ 気道確保の準備はしたか

 アドバイス

　アナフィラキシーの既往がある患者、危険性の高い患者（林業・造園業等、ハチ刺されの危険が高い人など）には、エピペン®が処方されることがあります。エピペン®はアドレナリンを自己注射（患者自身や家族、救急隊でも使えるように）するための緊急処置キットで、キャップを外して本体を筋肉に押し付けると針が飛び出て、薬（アドレナリン）が注入される構造になっています。退院前に処方を考慮されることもあるでしょう。

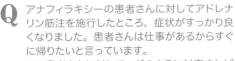

Q アナフィラキシーの患者さんに対してアドレナリン筋注を施行したところ、症状がすっかり良くなりました。患者さんは仕事があるからすぐに帰りたいと言っています。
この患者さんに対して、どのように対応すれば良いでしょうか。

A アナフィラキシーは、治療によって一旦症状が落ち着いても、二峰性に症状が出現し、最初よりも強い反応が出る可能性もあるといわれています。命に関わる重大な病態であり、原則入院加療をして経過を見ます。患者さんと家族に対して、危険性と入院の必要性を理解していただけるように対応することが必要です。

参考文献 (1)日本アレルギー学会Anaphylaxis対策特別委員会編：アナフィラキシーガイドライン．日本アレルギー学会、2014年、1-23．　(2)世良俊樹、小川恵美子：アナフィラキシーショック．Emer-Log．メディカ出版、2019年、vol32、no2、80-86．　(3)鈴木勇三：ERでの薬剤　アナフィラキシー　-アドレナリン、抗ヒスタミン薬、ステロイド、β2刺激薬など．Emer-Log．メディカ出版、2019年、vol32、no4、25-31．

急性喉頭蓋炎の治療と看護ケアとは？

急性喉頭蓋炎は、気道の入り口にある喉頭蓋が急激に腫れることにより気道狭窄、気道閉塞を生じる疾患です。急激に進行する可能性があるため、気道症状の出現・悪化がないか、継続的な観察が必要です。また、急変時に備えてすぐに気道確保できる準備をしておくことが重要です。

急性喉頭蓋炎とは？

喉頭蓋は、声門の上部に位置し、嚥下時に食物や唾液などが気管に入らないように働く組織です。この喉頭蓋が主に細菌感染によって炎症を生じ、腫脹した状態を急性喉頭蓋炎といいます。重症例では窒息により致死的となるおそれがあります。急激に気道狭窄が悪化することや、窒息する可能性を常に頭において、慎重な観察と迅速な対応が必要です。強い咽頭痛を訴えるにもかかわらず、身体診察（視診）で咽頭の発赤や腫脹が目立たないことが特徴です。

症状

初期症状は急性上気道炎や急性扁桃炎に似ていますが、以下のような症状があれば要注意です。
- 強い咽頭痛
- 強い嚥下痛（水を飲むのもつらい）
- 流涎（唾が飲めない）
- 含み声
- 発熱

さらに、以下があれば気道閉塞が進行していると考えなければなりません。
- 前屈みの姿勢（横になると苦しい）
- 呼吸困難
- 吸気性喘鳴

治療

すぐにモニタを装着し、酸素飽和度を含めたバイタルサインのモニタリングを開始します。酸素投与を開始し、急変に備えて静脈ラインを確保します。また、細菌感染に対する抗菌薬の投与や、浮腫の軽快を期待してステロイドの点滴投与を行います。

喉頭蓋の腫脹・上気道の浮腫が急速に進行し、気道狭窄をきたすと生命が脅かされるため、タイミングを逃さず気道確保を行う必要があります。気管挿管や輪状甲状間膜穿刺・切開の準備が必要です。

◆急性喉頭蓋炎の治療

薬物治療	● 抗菌薬投与 ● ステロイド投与 ● ステロイドやエピネフリン吸入
気道確保	● 気管挿管…喉頭蓋やその周囲に腫脹があり、気道確保が困難な可能性が高いことを認識したら、できる限り人を集める。麻酔科医・救急医などの気道管理・気管挿管に精通した医師・スタッフに連絡する。 ● 緊急時は輪状甲状間膜穿刺・切開などの外科的気道管理が必要な可能性がある。

ケアのポイント

　A（気道）、B（呼吸）、C（循環）の評価を
行い、バイタルサインの確認をします。頻呼吸
や努力呼吸、吸気性喘鳴がある場合は医師へす
ぐに報告が必要です。

　また、仰臥位で呼吸苦が生じる場合は気道閉
塞が進行しているサインです。座位などの楽な
体位をとらせて応援を呼び、速やかに対応する
ことが必要です。急変を予測し、気道確保が直
ちに行えるように準備を整えておきます。患者
が安静を保ち、安楽に過ごせるように場所を提
供し、環境を調整することも重要です。

ここをチェック！

　気道狭窄の可能性があるため、気道が開通し
ているか、呼吸状態はどうかを重点的に観察し
ます。また、気道閉塞に備えて準備をしておき
ます。

- ☑ 強い咽頭痛、嚥下痛の有無
- ☑ 呼吸困難の有無
- ☑ 流涎、含み声の有無
- ☑ 吸気性喘鳴、起座呼吸の有無
- ☑ バイタルサインの確認
- ☑ 酸素飽和度モニタの装着と監視
- ☑ 楽な体位を調整する
- ☑ 気管挿管、輪状甲状間膜穿刺・切開術の準備
- ☑ 耳鼻咽喉科へ診察依頼

ケアに役立つ検査データや画像の見方

●血液検査

白血球数、CRPの上昇を認めることが多いが、上昇がな
くても否定はできない。血液培養で陽性の場合もある。

●頸部X線側面像

正常	Thumb print sign

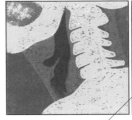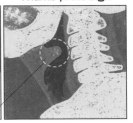

- ●喉頭蓋の著明な腫脹（thumb print sign＝喉頭蓋が膨
張した親指のシルエットのように見える）。
- ●喉頭鏡・喉頭内視鏡検査：喉頭蓋の著明な発赤、腫脹を
確認できれば診断がつくことが多い。診察の刺激により呼
吸困難に陥ることがあるため慎重に対応する。

アドバイス

　咽頭痛がある患者を安易に感冒や咽頭炎と
考えるのは危険です。強い咽頭痛・嚥下痛が
あるにもかかわらず、咽頭所見が乏しい場合
は急性喉頭蓋炎の疑いがあります。

　気道狭窄の可能性があるため、酸素飽和度
モニタを装着しますが、酸素飽和度が低下し
てからでは気道確保が間に合わないことがあ
ります。起座呼吸や吸気性喘鳴がある場合は
すぐに医師へ報告し診察してもらうことが重
要です。

こんなときどうする？

Q 咽頭痛を訴える幼児が外来受診に来ました。
やや苦しそうに見えますが、診察を嫌がってい
ます。
この患者さんに対して、どのように対応したら
良いでしょうか。

A 無理やり患児を寝かせて診察をしてはいけません。検査
時の啼泣や無理な体位によって呼吸停止となる可能性が
あります。ご家族に抱っこしてもらうなど、落ち着いて
診察を受けられるよう体位を調整することが重要です。

参考文献 (1)落合慈之監修:耳鼻咽喉科疾患ビジュアルブック 第2版. 学研メディカル秀潤社、2018年、262-264.　(2)大脇成広:急性喉頭蓋炎の迅速な治療法と気道確保. MB ENTONI. 全日本病院
出版会、2016年、No192、121-126.

COPDの治療と看護ケアとは？

> ＊COPDは、気道の慢性炎症により生じた非可逆性の気流閉塞状態で、呼出障害が特徴です。COPDは、非可逆的な経過をたどります。そのため、疾患を増悪させないための介入が重要です。

＊COPD:chronic obstructive pulmonary disease、慢性閉塞性肺疾患

COPDとは？

　COPDは、たばこ煙を主とする有毒物質を長期的に吸入することで、進行的な気流制限を呈する炎症性疾患です。気流制限の原因は、慢性気管支炎による気道の狭窄性変化と肺気腫による肺胞破壊の2病態になります（下図参照）。

　息が吐けないといった症状が強く、労作時の呼吸困難や慢性的な咳嗽と喀痰（がいそう）が特徴で、長期間の喫煙や職業性粉塵暴露が原因となります。診断には、気管支拡張薬投与後も1秒率<70%が必須の条件です。

症状

　労作時呼吸困難により体動が制限され、ADLやQOLが低下する要因となります。

【主な症状】
- 咳嗽　　● 喀痰　　● 労作時呼吸困難
- 呼気延長、努力呼吸時に呼気終末喘鳴
- 口すぼめ呼吸　　● ビア樽状胸郭
- 肺過膨張

【進行例（全身症状を合併）】
- 肺高血圧症　　● うつ　　● 右心不全
- やせ　　● 貧血　　● 骨粗鬆症など

◆COPDの病態

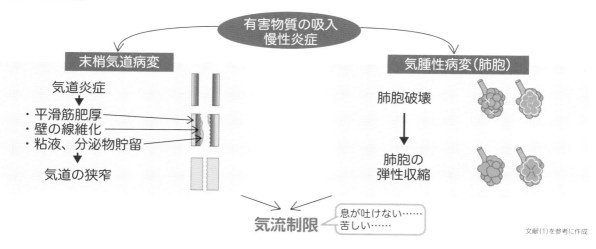

文献(1)を参考に作成

参考文献 (1)日本呼吸器学会COPDガイドライン第5版作成委員会編:COPD(慢性閉塞性肺疾患)診断と治療のためのガイドライン第5版. 2018年. 88. (2)医療情報科学研究所編:病気が見える vol.4 呼吸器 第3版. メディックメディア、2018年、210.

治療

COPDの治療は、疾患の進行抑制に向けた対症療法が中心となり、禁煙の徹底と薬物療法、感染予防および呼吸リハビリテーションが行われます。COPDの急性増悪時には、薬物療法に加えて呼吸管理が必要となる場合があります。

◆安定期のCOPDの重症度に応じた管理

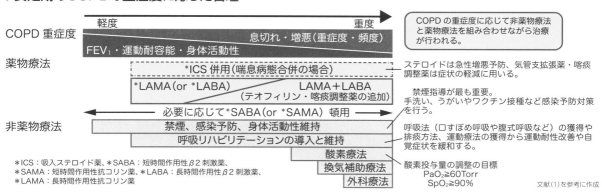

	軽度 →→→→→→→→→→ 重度	
COPD 重症度	息切れ・増悪（重症度・頻度） FEV₁・運動耐容能・身体活動性	COPDの重症度に応じて非薬物療法と薬物療法を組み合わせながら治療が行われる。

FEV_1・運動耐容能・身体活動性

薬物療法
*ICS 併用（喘息病態合併の場合）
*LAMA(or *LABA)　LAMA＋LABA
（テオフィリン・喀痰調整薬の追加）
必要に応じて*SABA(or *SAMA)頓用

ステロイドは急性増悪予防、気管支拡張薬・喀痰調整薬は症状の軽減に用いる。

禁煙指導が最も重要。
手洗い、うがいやワクチン接種など感染予防対策を行う。

非薬物療法
禁煙、感染予防、身体活動性維持
呼吸リハビリテーションの導入と維持
酸素療法
換気補助療法
外科療法

呼吸法（口すぼめ呼吸や腹式呼吸など）の獲得や排痰方法、運動療法の獲得から運動耐性改善や自覚症状を緩和する。

酸素投与量の調整の目標
$PaO_2 \geqq 60Torr$
$SpO_2 \geqq 90\%$

＊ICS：吸入ステロイド薬、＊SABA：短時間作用性β2刺激薬、
＊SAMA：短時間作用性抗コリン薬、＊LABA：長時間作用性β2刺激薬、
＊LAMA：長時間作用性抗コリン薬

文献(1)を参考に作成

急性増悪期の介入

COPDの急性増悪とは、COPD患者が、ウイルスや細菌などによる感染や化学物質暴露などを契機として、気道狭窄を増悪させ、急激な呼吸機能低下に陥ることをいいます。

息切れの増加、咳嗽や喀痰の増加、膿性痰の出現といった急性増悪期の症状出現時には、安定期の治療から、変更あるいは追加が必要となります。

COPD急性増悪の病態は、気道炎症の増悪、気道壁の浮腫、気道分泌物の増加、気管平滑筋攣縮による換気と血流のミスマッチの助長が主です。病期の進行した症例では、呼吸筋疲労を伴い、炭酸ガス蓄積から呼吸性アシドーシスを認めます。

- 気道閉塞：吸入薬の調整（短時間作用性吸入薬の使用）、ステロイドの使用
- 気道感染：抗菌薬の投与
- 呼吸不全：酸素療法、NPPV、IPPV

＊NPPV:non-invasive positive pressure ventilation、非侵襲的陽圧換気
＊IPPV:invasive positive pressure ventilation、侵襲的陽圧換気

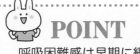

POINT

呼吸困難感は早期に緩和していく必要があります。しかし、COPD患者には、過剰な酸素投与を行うことでCO_2ナルコーシス（➡P106）を惹起する可能性があるため、酸素飽和度の測定から適切な量の酸素投与を行う必要があります。

ケアに役立つ画像の見方

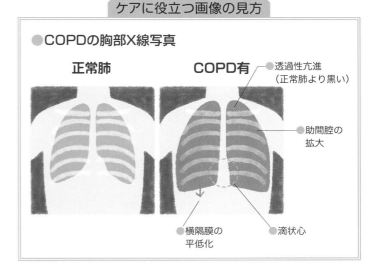

●COPDの胸部X線写真

正常肺　　COPD有

- 透過性亢進（正常肺より黒い）
- 肋間腔の拡大
- 滴状心
- 横隔膜の平低化

CO_2ナルコーシスの治療と看護ケアとは？

CO_2ナルコーシスは、CO_2（二酸化炭素）が体内に異常に蓄積することで中枢神経抑制作用を生じ意識障害を呈する病態です。慢性呼吸不全のある患者に生じやすく、不必要な酸素投与を避けるなどの予防が重要です。

CO_2ナルコーシスとは？

CO_2ナルコーシスとは、体内へのCO_2蓄積によって起こる重症の炭酸ガス中毒です。人間は呼吸運動を行うにあたり、体内のCO_2量によるpHの変化とO_2量の2つが呼吸刺激となります。（下図：**1**）しかし、呼吸不全により慢性的にCO_2が貯留している場合ではCO_2貯留に慣れが生じて呼吸刺激が低下し、代わりに低酸素血症が呼吸刺激となります。（下図：**3**）この状態に不要な酸素投与を行うと、低酸素血症による呼吸刺激がなくなり、著しい呼吸抑制が生じます（下図：**4**）。CO_2は麻酔作用を持ち、CO_2が貯留した結果、中枢神経系に作用し意識障害を呈します。CO_2の貯留により呼吸性アシドーシスとなるため、CO_2量低下のための治療を行います。

◆ 呼吸調節のしくみとCO_2ナルコーシス

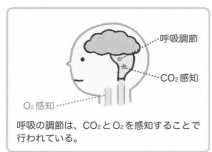

呼吸の調節は、CO_2とO_2を感知することで行われている。

【正常】

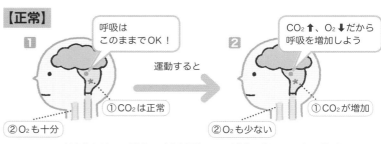

基本的にはCO_2濃度で呼吸を調節し、O_2濃度と合わせて呼吸が促進される。

【慢性呼吸不全では……】

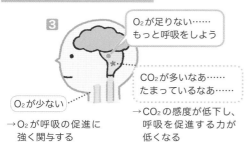

慢性呼吸不全のある患者は、慢性的なCO_2蓄積からCO_2の感度が低下し、O_2濃度・量から呼吸を調節する。

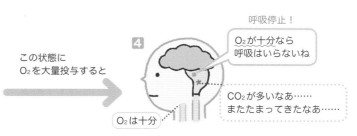

CO_2量よりもO_2量が呼吸の促進に関与する状態でO_2を大量投与すると、呼吸停止に至る。

CO_2ナルコーシス　文献(1)を参考に作成

症状

　自発呼吸の減弱、呼吸性アシドーシス、意識障害を3兆候とする中枢神経症状を呈します。下記のような症状がみられた場合は、CO_2の蓄積を疑い動脈血液ガス分析を行います。
- 頻脈
- 血圧上昇
- 頭痛（脳血管拡張に伴う）
- 発汗
- 皮膚の紅潮
- 羽ばたき振戦（四肢の不随意運動）

　さらにCO_2が上昇すると、以下の症状がみられるようになります。CO_2の上昇には皮膚と脳の血管拡張作用があり、他の部位では血管収縮が生じるため血圧が上昇します。
- 意識障害
- 傾眠
- 昏睡

治療

　低酸素血症を回避しつつ、高二酸化炭素血症を回避するための介入を行います。
1. 低流量の酸素投与
　（目標：$PaO_2 \geq 60Torr$、$SpO_2 \geq 90\%$）
2. 低酸素血症が改善しない場合、
　酸素投与＋NPPV*
3. 自発呼吸が停止した場合、
　気管挿管、人工換気（CO_2の排出）

*NPPV:non-invasive positive pressure ventilation, 非侵襲的陽圧換気

ケアのポイント

【患者の基礎疾患を把握】

　CO_2ナルコーシスになりやすい病態の把握が重要です。とくに、慢性II型呼吸不全のある患者はCO_2ナルコーシスになりやすいため、慢性II型呼吸不全を生じうる基礎疾患の有無には注意します。
- 呼吸器疾患：慢性閉塞性肺疾患（COPD）、肺結核後遺症、間質性肺炎、肺がん
- 神経筋疾患：筋萎縮性側索硬化症（ALS）、筋ジストロフィー

【CO_2ナルコーシスの原因の把握と予防】

　CO_2ナルコーシスの症状が疑われる場合には早期に医師へ報告しましょう。

◆CO_2が貯留する主な原因

・基礎疾患（上記）の合併 → 呼吸筋の低下 → CO_2蓄積 → CO_2ナルコーシス

・呼吸抑制作用のある薬剤の使用 → 呼吸抑制

・高濃度の酸素投与

POINT

　症状 の項目で述べたCO_2ナルコーシスの3兆候はCO_2が高度に蓄積することで生じます。CO_2ナルコーシスの症状で早期に起こる頭痛や発汗、血圧上昇が、酸素投与後にみられた場合には早期にSpO_2の確認を行い、酸素の減量を行うなどの対応から重篤化を回避していきましょう。

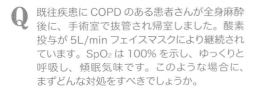

こんなときどうする？

Q 既往疾患にCOPDのある患者さんが全身麻酔後に、手術室で抜管され帰室しました。酸素投与が5L/minフェイスマスクにより継続されています。SpO_2は100%を示し、ゆっくりと呼吸し、傾眠気味です。このような場合に、まずどんな対処をすべきでしょうか。

A 直ちに酸素投与量を減らしましょう。傾眠は術中麻酔による影響であることも考えられますが、CO_2蓄積による意識障害の可能性も考えられます。慢性的な呼吸不全のある患者では、呼吸刺激が酸素量により変動するため、高酸素血症が持続することで呼吸停止を招き、CO_2ナルコーシスを惹起する可能性が高いです。また、SpO_2を100%で管理することは避けましょう。過剰な酸素投与になっています。医師へ酸素投与の目安について相談し、適切な酸素投与が行えるように調節しましょう。

参考文献 (1)医療情報科学研究所編:病気が見えるvol.4 呼吸器 第3版. メディックメディア、2018年、91.

PART **3**

CO₂ナルコーシスの治療と看護ケアとは？

肺気腫の治療と看護ケアとは？

肺気腫は、肺胞壁の破壊により肺胞が拡大し弾性力が低下する疾患です。進行すると気流制限を呈し、肺胞表面積の低下から肺のガス交換の効率が低下し呼吸不全に陥ります。喫煙者であれば、禁煙が最も重要でCOPDと同様の治療や看護が行われます。

肺気腫とは？

　肺気腫は、喫煙などによる有害物質の吸入刺激によって肺胞壁が破壊され、終末細気管支より末梢の気腔が異常に拡大し、肺胞の弾性力が低下する疾患です。呼吸機能検査で1秒率の低下を認めます。進行すると気流制限から呼出障害を伴い、息が吐きにくいといった症状が強く、呼気の延長が見られます。

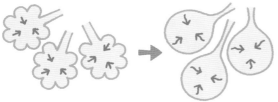

●正常な肺胞　　　　●面積の低下→ガス交換効率の低下

たばこの煙など、有害物質の吸入で肺胞壁の破壊が進む　　他の肺胞に押されて気道も狭窄→閉塞する

文献（1）を参考に作成

◆COPDと肺気腫の関係

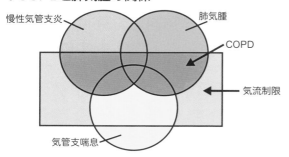

慢性気管支炎　　肺気腫　　COPD　　気流制限　　気管支喘息

COPDの病態は気流制限である。肺気腫や慢性気管支炎の病態を含むが同義ではなく、肺気腫や慢性気管支炎であっても気流制限を認めるほどでなければCOPDには含まれない（COPDの診断には気管支拡張薬投与後も1秒率＜70％が必須条件）。

症状

　COPD（➡P104）と同様の症状があります。

視診

◆ビア樽状胸郭

肺の膨張で胸部の前後径が増大する。

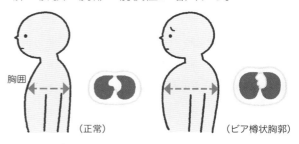

胸囲　　（正常）　　（ビア樽状胸郭）

◆口すぼめ呼吸

気道内圧を高めることで呼気時の気道閉塞を緩和する。COPD患者は無意識に行っていることが多い。

聴診

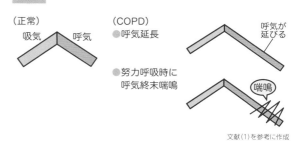

（正常）　吸気　呼気　　（COPD）　●呼気延長　　呼気が延びる

●努力呼吸時に呼気終末喘鳴　　喘鳴

文献（1）を参考に作成

治療

　COPD（➡P104）と同様の治療を行います。

COPDに準じたケア（➡P104）を行います。
肺気腫やCOPDは進行性で不可逆的な疾患です。喫煙は疾患の増悪をもたらすため禁煙に向けた介入が重要になります。禁煙を開始しても、再喫煙を防止するプログラムの支援がない場合には、80％以上が1年以内に再喫煙してしまうといわれています。周囲のサポート体制の調整や禁煙して良かったと感じる経験を積み重ねられるよう支援していきましょう。

ブリンクマン指数
＝一日に吸うタバコの平均本数×喫煙年数
たばこは発がん物質を含み、がんとの関連が明らかになっていると同時に、呼吸器疾患や循環器疾患のリスクも高くなります。
400以上：肺がんの危険性が高い
600以上：肺がん・COPDの危険性が
　　　　　高くなる
1200以上：喉頭がんの可能性が高くなる

◆ 禁煙に向けた介入（5Aアプローチ）

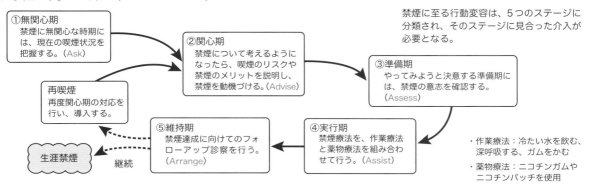

禁煙に至る行動変容は、5つのステージに分類され、そのステージに見合った介入が必要となる。

①無関心期
禁煙に無関心な時期には、現在の喫煙状況を把握する。（Ask）

②関心期
禁煙について考えるようになったら、喫煙のリスクや禁煙のメリットを説明し、禁煙を動機づける。（Advise）

③準備期
やってみようと決意する準備期には、禁煙の意志を確認する。（Assess）

再喫煙
再度関心期の対応を行い、導入する。

⑤維持期
禁煙達成に向けてのフォローアップ診察を行う。（Arrange）

④実行期
禁煙療法を、作業療法と薬物療法を組み合わせて行う。（Assist）

生涯禁煙

継続

・作業療法：冷たい水を飲む、深呼吸する、ガムをかむ
・薬物療法：ニコチンガムやニコチンパッチを使用

◆ 禁煙後に現れる様々な健康改善効果

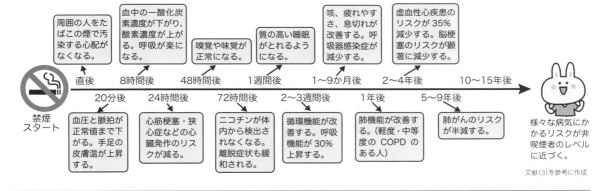

周囲の人をたばこの煙で汚染する心配がなくなる。

血中の一酸化炭素濃度が下がり、酸素濃度が上がる。呼吸が楽になる。

嗅覚や味覚が正常になる。

質の高い睡眠がとれるようになる。

咳、疲れやすさ、息切れが改善する。呼吸器感染症が減少する。

虚血性心疾患のリスクが35％減少する。脳梗塞のリスクが顕著に減少する。

直後　8時間後　48時間後　1週間後　1～9か月後　2～4年後　10～15年後

禁煙スタート

20分後　24時間後　72時間後　2～3週間後　1年後　5～9年後

血圧と脈拍が正常値まで下がる。手足の皮膚温が上昇する。

心筋梗塞・狭心症などの心臓発作のリスクが減る。

ニコチンが体内から検出されなくなる。離脱症状も緩和される。

循環機能が改善する。呼吸機能が30％上昇する。

肺機能が改善する。（軽度・中等度のCOPDのある人）

肺がんのリスクが半減する。

様々な病気にかかるリスクが非喫煙者のレベルに近づく。

文献(3)を参考に作成

こんなときどうする？

Q 60歳男性でCOPDの既往がある患者さん。喫煙歴は40年。今回、COPD急性増悪により入院となりました。禁煙に失敗しており、「禁煙したいけど自分の管理だけだと失敗する」と看護師に相談がありました。この患者さんに対して、どのような対応をすれば良いでしょうか。

A 再喫煙に至った行動について確認しましょう。また、禁煙の希望がありブリンクマン指数が200以上でニコチン依存症に関するスクリーニングテストにおいてニコチン依存症と診断されると保険診療による禁煙治療が受けられます。禁煙療法をすすめ、ソーシャルサポートが活用できるよう調整しましょう。たばこは嗜好品ではなく依存性薬物であり、それを患者さんに認識してもらったうえで、禁煙への行動変容ができるよう支援していきましょう。

参考文献 (1)医療情報科学研究所編:病気が見えるvol.4 呼吸器 第3版. メディックメディア、2018年、211、213. (2)日本口腔衛生学会、日本口腔外科学会、日本公衆衛生学会ほか:禁煙ガイドライン(2010改訂版). 日本循環器学会、2010年. (3)イギリスタバコ白書「Smoking Kills」. 1998年. / IARCがん予防ハンドブック11巻. 2007年.

気管支喘息の治療と看護ケアとは？

喘息の治療は、発症を未然に防ぐことや発症後の増悪を予防することが重要です。喘息は気管支が狭くなることによる気流の制限で生じ、呼吸困難や咳嗽などの症状が出ます。これらを和らげることが治療やケアのポイントとなります。

気管支喘息とは？

気管支喘息とは、気道に慢性的な炎症があり、様々な刺激に反応して気道が狭くなることを繰り返す疾患です。一時的な気道狭窄に伴う喘鳴や呼吸困難、咳嗽（がいそう）などが主な症状です。炎症が続くと気道壁が厚くなり、さらに気道が狭くなります。

発作のきっかけには、アレルゲン暴露、ウイルス感染、運動、冷気やたばこの煙、天候の変化などがあります。また、症状の出現頻度や強度によって重症度が区分されており、重症度に応じて治療も異なります。看護ケアにおいては、喘息発作時の症状軽減や予防が重要となります。

◆気道の状態

健康な気道

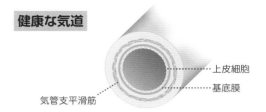

- 上皮細胞
- 基底膜
- 気管支平滑筋

喘息の気道

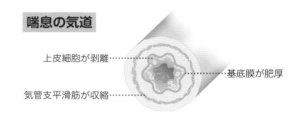

- 上皮細胞が剥離
- 基底膜が肥厚
- 気管支平滑筋が収縮

◆未治療の喘息の臨床所見による重症度分類（成人）

重症度[1]		軽症間欠型	軽症持続型	中等症持続型	重症持続型
喘息症状の特徴	頻度	週1回未満	週1回以上だが毎日ではない	毎日	毎日
	強度	症状は軽度で短い	月1回以上日常生活や睡眠が妨げられる	週1回以上日常生活や睡眠が妨げられる	日常生活に制限
				しばしば増悪	しばしば増悪
	夜間症状	月に2回未満	月に2回以上	週1回以上	しばしば
PEF* FEV$_1$[2]	%FEV$_1$ %PEF	80%以上	80%以上	60%以上80%未満	60%未満
	変動	20%未満	20〜30%	30%を超える	30%を超える

1) いずれか1つが認められればその重症度と判断する
2) %FEV$_1$=(FEV$_1$測定値/FEV$_1$予測値)×100、%PEF=(PEF測定値/PEF予測値または自己最良値)×100
*PEF:peak expiratory flow,ピークフロー
*FEV$_1$:forced expiratory volume in one second, 1秒量

文献(1)を参考に作成

症状

主に以下のような症状があります。症状に変動性があり、季節の変わり目、夜間や早朝に悪化しやすいのが特徴です。

- 発作性の呼吸困難
- 喘鳴
- 反復する咳
- 息苦しさ
- 聴診上、呼気時には高調性連続性副雑音（Wheeze：笛声音）が認められる

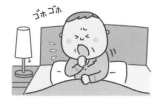

治療

喘息コントロールにおいては、薬剤が中心的な役割を果たします。長期管理のための炎症に対する吸入ステロイド薬、発作時の気管支拡張のための β_2 刺激薬が主です。また、原因となるアレルゲンの回避指導も重要です。

喘息の発作治療の目標としては、以下のような項目が挙げられます。酸素投与や薬物治療で改善がみられなければ治療のステップを上げ、重篤な場合ICU入室や気管挿管も考慮します。

- 呼吸困難の消失
- 睡眠が正常にとれる
- 日常生活が正常に送れる
- $SpO_2 > 95\%$
- いつもの服薬・吸入で症状悪化がない

ケアのポイント

治療が長期にわたる中、患者のアドヒアランス（患者が積極的に治療方針の決定に従って治療を受ける態度や行動）不良は喘息死の危険因子であり、自己休薬などを繰り返すと重症度が高まります。そのため喘息の管理目標として、症状のコントロールと将来のリスク回避を目指します。

- ☑ 喘鳴、呼吸困難感を評価
- ☑ 発作時は速やかに吸入を実施
- ☑ SpO_2 95%前後を目標に酸素投与
- ☑ 発作を誘発するエピソードについて聴取し、発作を予防する
- ☑ 吸入指導、患者のアドヒアランスの向上

 アドバイス

適切な喘息治療のためには患者教育を通じた医療者と患者とのパートナーシップ形成が必要です。患者教育の目的は患者の喘息の理解、予防的治療の継続、喘息増悪の自覚と早期対応ができるです。

とくに発作受診時や初診時における患者の治療意欲は高いので、動機づけ教育が大切です。

こんなときどうする？

Q 気管支喘息の患者さん。ステロイドや β_2 刺激薬などの薬を処方されています。喘息に使う薬は種類が多数ありますが、どのように使い分ければ良いでしょうか。

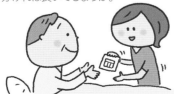

A 薬剤治療の目標は症状緩和や呼吸機能の改善が目的ですが、大きく以下の違いがあります。

ステロイド薬は気道の炎症を軽減し、気道壁が分厚くなるリモデリングを防ぎます。一方、長時間作用性 β_2 刺激薬は、気管支拡張作用があり、ステロイド薬と併用することで互いの作用を増強させます。これらは長期管理薬としても使用されますが、発作時は短時間作用性 β_2 刺激薬で気道狭窄を軽減します。

長期管理薬を用いずに短時間作用性 β_2 刺激薬を何度も使用していると重症度が上がってしまうため、注意が必要です。

参考文献 (1) 一般社団法人日本アレルギー学会喘息ガイドライン専門部会監修、「喘息予防・管理ガイドライン」作成委員会作成:喘息予防・管理ガイドライン 2018 第一版. 協和企画、2018年、8.
(2) 玉置淳監修:全部見える呼吸器疾患. 成美堂出版、2014年、136-142. (3) 医療情報科学研究所編:病気がみえるvol.4 呼吸器 第3版. メディックメディア、2018年、156-167.

気管支拡張症の治療と看護ケアとは？

気管支拡張症では、気管支の拡張によって咳や痰、喀血といった症状が生じます。これらへの対処を中心としたケアを行うとともに、原因となる疾患を突き止めることが治療のポイントとなります。

気管支拡張症とは？

気道感染、免疫異常など、様々な原因によって気管支壁の炎症を繰り返した結果、気管支が拡張し元に戻らなくなった状態を気管支拡張症といいます。気管支の炎症によって、気管支壁が分厚くなり、気管支壁の障害、分泌物の貯留や閉塞などが生じます。

炎症の原因としては、肺の解剖学的あるいは生理学的異常、免疫の異常といった先天性の原因、主に幼少期の呼吸器感染症に伴う気管支の変性や破壊といった後天性の原因などが挙げられます。また、病変の広がりによって、びまん性気管支拡張症と限局性気管支拡張症に分けられます。

◆ 気管支の拡張

健康な気管支

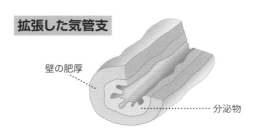

平滑筋

拡張した気管支

壁の肥厚

分泌物

◆ 気管支拡張症が起きるまで

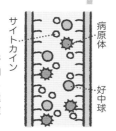

感染

感染が起こると好中球などの炎症細胞の浸潤、サイトカインや化学伝達物質の作用で炎症を引き起こす

炎症

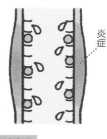

炎症による気道平滑筋の収縮や粘膜の浮腫、分泌物の亢進が生じ、気道が狭窄する

悪循環

気道分泌物排出機能の低下

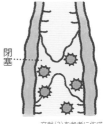

上皮細胞の脱落により、気道分泌物の排出能の低下が起こり、感染しやすくなる。線維化して弱い気管支壁が拡張する

文献(3)を参考に作成

症状

気管支拡張症には、痰や咳といった症状とともに、慢性副鼻腔炎を併発していることが多いウェット型と、症状がほとんど現れず痰を伴わない咳を示すドライ型があります。

主な症状としては慢性的な咳嗽（がいそう）、膿性の痰、血痰や喀血があり、聴診では水泡音やいびき音などが認められます。

治療

原因疾患が何かを調べること、そして、その疾患の治療と対症療法が中心となります。

☑ 感染症のコントロール（抗菌薬投与）

☑ 喀痰排出促進（理学療法、体位ドレナージ、気管支拡張薬、去痰薬投与）

☑ 酸素療法　　　　☑ 喀血に対するケア

☑ 止血（止血薬の投与、気管支動脈塞栓術など外科的介入）

ケアのポイント

　ウェット型では慢性の咳嗽や膿性痰がみられるため、それらの症状が緩和されるようケアします。ドライ型など、無症状の場合は経過を観察します。

☑ 呼吸状態のアセスメント

☑ 喀痰へのケア（理学療法、薬剤投与）

☑ 酸素投与

☑ 喀血時には気道の確保（窒息リスクがある場合は挿管も考慮）

☑ 感染症の評価、抗菌薬の投与

☑ 喫煙している場合は禁煙指導

ケアに役立つ画像の見方

●気管支拡張症の画像検査のポイント

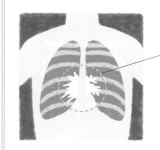

● 胸部エックス線像で中枢から末梢に向かって拡張が続く
● CT像でも拡張した気管支や肥厚した気管支壁を認める

 ## アドバイス

　気道症状を伴う気管支拡張症は、気管支の感染、炎症、分泌物の貯留などで症状が進行した結果、二次性の気管支の拡張が生じます。そのため、ワクチンや薬剤などの感染コントロールによって気管支拡張症の予後は改善しても、長期予後が不良となることは少なくありません。

　このように慢性的な気道感染をきたす疾患に対して、マクロライド少量長期療法を行うことがあります。少量のマクロライド系薬剤を長期投与することで、炎症や免疫の抑制、粘液分泌の抑制、線毛運動の活性化などに作用し、気道分泌物の排出を促します。これにより、気管支拡張症における「感染→炎症→気道分泌物排出機能の低下」の悪循環を防ぐことができます。

こんなときどうする？

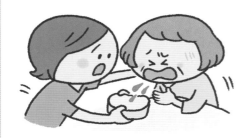

Q 気管支拡張症の患者さんが喀血しています。喀血に対して、まずどのように対処すれば良いでしょうか。

A 凝固した血液や多量の分泌物で窒息するリスクがあるため、まずは気道の確保や呼吸状態の評価を行い、必要時は酸素投与を行います。大量に喀血している場合は、循環の評価と対処も必要です。
出血源がわかった段階で、出血側を下にした体位をとります。出血量が多い場合には、原因血管の塞栓術が検討されます。

参考文献 (1)玉置淳監修:全部見える呼吸器疾患. 成美堂出版、2014年、170-173.　(2)甲田英一、菊地京子監修、向井直人編:Super Select Nursing 呼吸器疾患―疾患の理解と看護計画. 学研メディカル秀潤社、2013年、144-148.　(3)医療情報科学研究所編:病気がみえるvol.4 呼吸器 第3版. メディックメディア、2018年、321-323.

過換気症候群の治療と看護ケアとは？

過換気症候群とは、発作的な過換気が起こる疾患です。病的に生じる血中の二酸化炭素の低下に対して、二酸化炭素の上昇を図るケアを行います。背景にストレスや不安があることが多く、精神面のコントロールも重要です。

過換気症候群とは？

　器質的な疾患はないにもかかわらず、自分ではコントロールできない、身体が必要としている以上の換気が発作的に起きる疾患を過換気症候群といいます。過剰な換気の結果、血中の二酸化炭素濃度が低下し、呼吸性アルカローシスが生じます。

　原因には低酸素血症や、肺、脳、甲状腺疾患といった生理的要因のほか、精神的な要因があります。とくに精神的ストレスによるものは若年女性に多くみられます。

症状

　過剰な換気によって生じる呼吸、また呼吸性アルカローシスに伴い、以下のような症状が生じます。
- 過呼吸
- 呼吸困難感
- 不安感
- 動悸、頻脈
- 頭痛、めまい感
- 手足のつっぱり
- 胸痛
- テタニー症状（手足のしびれ、痙攣、拘縮）

◆過換気と呼吸性アルカローシス

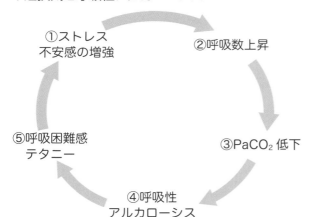

①ストレスや不安感の増強などをきっかけに、呼吸中枢が刺激されて②呼吸数が上昇します。呼吸数が増えることで、二酸化炭素が吐き出された結果、③$PaCO_2$が低下し、血液がアルカリ性に傾く④呼吸性アルカローシスが生じます。結果として⑤呼吸困難感や、神経筋が異常に興奮するテタニー症状が起きます。これらはさらなる①ストレスや不安感の増強を招き、過換気症候群を助長させます。

治療

　まず、丁寧に原因を説明して不安を取り除き、腹式呼吸でゆっくりと呼吸することを伝えます。ただし、深呼吸は過換気の原因となるため、ゆっくり息を吐くことを意識できるように声かけを行います。場合によっては、抗不安薬を使用することもあります。

◆**過換気に対する呼吸のリズムの整え方**

- 呼吸は「吸う：吐く」が「1：2」のイメージで行う。
- 腹式呼吸を意識する。
- ゆっくりとした呼吸で、吐くのに10秒ほどかける。
- 必ず症状がおさまることを伝え、気持ちを落ち着かせる。

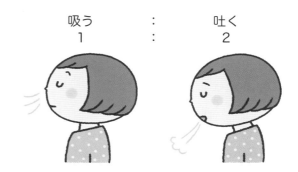

| 吸う | : | 吐く |
| 1 | : | 2 |

ケアのポイント

　過換気が生じる背景に不安やストレスがあることが多く、不安への対処が重要となります。過換気に伴う不安がさらに呼吸中枢を刺激し、過換気症候群を助長するため、必ずおさまることを伝えるなどして気持ちを落ち着かせ、呼吸を整えるためのケアを行います。

☑ 不安を軽減する声かけ

☑ ゆっくりとした呼吸を促す

☑ 過換気に伴う症状の観察

☑ 必要であれば抗不安薬を投与

☑ 心疾患や肺炎、脳の異常など過換気が生じる他の疾患がないかの評価

☑ 背景にある不安の軽減、精神的ストレスや過換気への対処法の指導

アドバイス

　以前は、過換気症候群に対して、紙袋を使用しての再呼吸法（ペーパーバッグ法）を行うことが広く知られていました。しかし、最近は推奨されていません。その理由として、過換気の原因が精神的な要因ではなく、心疾患や肺疾患などが背景としてあった場合に、その疾患を重症化させる可能性があるためです。また、不適切なペーパーバッグ法には低酸素のリスクなどの危険性も指摘されています。

こんなときどうする？

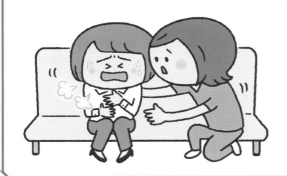

Q 発作的な過換気が起こり、息が苦しそうな患者さん。呼吸性アルカローシスによって様々な症状が出ています。こんなとき、どうしたら良いでしょうか。

A アルカローシスによる症状には、神経筋の興奮亢進（手足の痙攣、拘縮、つっぱりなど）、頭痛やめまいなどがあります。これらは、二酸化炭素の低下やpHの低下に伴って、血中のイオン化カルシウムの低下や脳血流が低下することで引き起こされます。
過換気症候群の場合、器質的な原因疾患がなければ、過換気によって生じている症状なので、患者さんを落ち着かせることが重要です。時間とともに症状がおさまることを伝え、安心できる声かけを心がけましょう。

参考文献 (1)甲田英一、菊地京子監修、向井直人編：Super Select Nursing 呼吸器疾患─疾患の理解と看護計画．学研メディカル秀潤社、2013年、209．　(2)玉置淳監修：全部見える呼吸器疾患．成美堂出版、2014年、190-192．　(3)医療情報科学研究所編：病気がみえるvol.4 呼吸器 第3版．メディックメディア、2018年、288-289．

筋萎縮性側索硬化症(ALS)の治療と看護ケアとは？

現在、筋萎縮性側索硬化症（ALS）には根本的な治療法がありません。しかし、日進月歩で（進行を抑制する）治療薬が開発されつつあります。看護やケアのあり方が、患者の生活の質を大きく左右しうるということを理解しましょう。

筋萎縮性側索硬化症（ALS）とは？

　ALS は、原因不明に運動神経が選択的に変性をきたす難病です。進行に個人差がありますが、人工呼吸器による換気補助を受けなければ平均3〜5年で死に至るといわれています。"換気補助を受けなければ"という点が、この病気の難しさである一方、換気補助を受ければ健常者と変わらぬ延命も期待できる病でもあります。

　換気補助を受けるかどうかは自己決定に委ねられています。進行は止められないこと、介護負担などの社会的課題、人生観や価値観など様々な要因があるため意思決定への支援が重要です。

症状

　全身の運動神経が障害を受けることで、症状は全身に及びます。どこから症状がはじまるか（初発症状）や、症状の進行のスピードは人によって様々です。

　発症から2年以内に呼吸障害が生じる場合や体重減少が激しい場合には、その後の進行が速いといわれています。

◆ ALS患者における運動神経伝達とその障害のイメージ

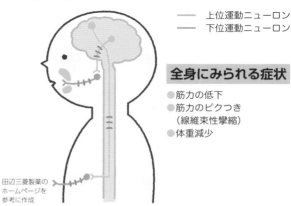

田辺三菱製薬のホームページを参考に作成

―― 上位運動ニューロン
―― 下位運動ニューロン

全身にみられる症状

● 筋力の低下
● 筋力のピクつき（線維束性攣縮）
● 体重減少

◆ ALSの症状の経過

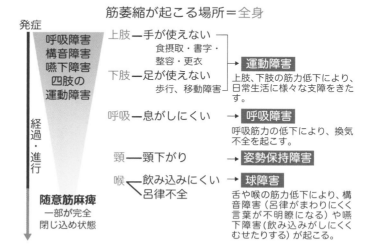

治療

　根本的な治療法はありませんが、現在2種類の薬剤（リルゾール、エダラボン）が気管切開までの時期を遅らせる効果があるといわれており、治療薬として承認されています。

　また、体重減少が予後不良因子であり、栄養療法の効果が期待されています。

参考文献 (1)Nakayama Y, Shimizu T, Matsuda C.et al.:Body weight variation predicts disease progression after invasive ventilation in amyotrophic lateral sclerosis. Scientific Reports, 2019 ; volume 9.

　ALSへのケアは、症状に対して多岐に渡るため、ここでは人工呼吸器装着前までの呼吸ケアに焦点を当てて紹介します。

1 肺胸郭コンプライアンスの維持

　手足の関節拘縮を予防するのと同じくらい、肺胸郭の可動性を保つこと、つまり、肺を柔らかい状態に保っておくことが重要となります。

　深呼吸が大切ですが、進行性の疾患でもあるため自力では難しくなります。そこで、Stacked Breath（息ため、*エアスタック）による介助を行います。

*蘇生バッグなどで他動的に空気を肺に送り込み、それを声門閉鎖によって肺内にためる方法。その量をMIC（Maximum Insufflation Capacity）最大（強制）吸気容量と呼ぶ。

◆ Stacked Breath（息ため、エアスタック）

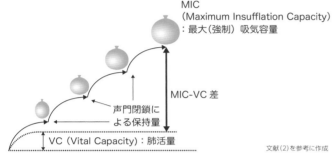

MIC
(Maximum Insufflation Capacity)
：最大（強制）吸気容量

MIC-VC 差

声門閉鎖による保持量

VC (Vital Capacity)：肺活量

文献(2)を参考に作成

蘇生バッグで他動的に空気を押し込むことにより、肺活量以上に空気をためる方法です。肺のコンプライアンス（空気の受け入れ量）と咽頭機能（声門閉鎖による空気の保持）により可否が決まり、肺が柔らかいことと声門がしまることが重要です。

POINT

　球麻痺による声門機能の低下が予想されるALSでは、MICは次第に低下してしまいます。そのような場合には、蘇生バッグに一方向弁を加えることで、空気を逃がさず、MICを得ることが可能となります。得られるMICと自力でのVCの差は生命予後にも関係するといわれており、この差を保つことが重要です。

2 「自己決定のタイミングを逃さない」ためのケア

　人工呼吸器の選択に関して、患者は症状進行体験と気管切開後の生活を想像して吟味する過程を繰り返します。その決定は、単なる機能の低下ではなく、呼吸機能の限界をもってしての場合が多いです。呼吸機能の限界か否かを兆候から見極めるとともに、換気補助やこれからの人生に関する自己決定について、タイミングを逃さない支援が重要です。そのうえで、地域の支援関係者からの情報を得ながら、その時点での最善策をチームで模索し、その結果を地域支援チームにかえすなど長期的療養を見据えた連携体制が重要です。

ここをチェック！

　ALSの呼吸障害は、慢性に経過する換気不全（低換気）であるため、患者が息苦しさを訴えることは少ないです。以下のモニタリングから、症状の兆候を把握しましょう。

- ☑ 低換気症状の有無
  （朝方の頭痛、集中力の低下など）
- ☑ 呼吸の仕方（努力性呼吸の有無）、声量
- ☑ 肺活量
- ☑ 咳の最大呼気流速CPF（cough peak flow）
- ☑ 呼吸器や換気補助療法に関する思いや意思決定の状況

◆ CPFの測定

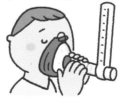

ピークフローメータでCPFを測定する。通常マウスピースをくわえて測定するが、口輪筋の筋力低下によりマウスピースの保持が難しい場合はマスクを利用する。

アドバイス

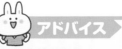

CPF値でみる
排痰補助装置（カフアシスト）導入の目安
- ● 270L/min 以下：風邪をひいたときに必要
- ● 160L/min 以下：日常的に必要

※CPF低下率は生命予後にも関係することがわかっています。定期的に推移をモニタリングすることで、呼吸障害の早期把握に努めます。

PART
3

筋萎縮性側索硬化症（ＡＬＳ）の治療と看護ケアとは？

参考文献 (2)McKim DA, Katz SL, LeBlanc C, et al.:Lung Volume Recruitment Slows Lung Function Decline in Duchenne Muscular Dystrophy. Archives of Phys Med Rehab, Jul 2012 ; 93 (7) : 1117-22.　(3)Matsuda C, Shimizu T, Nakayama Y.et al.:Cough peak flow decline rate predicts survival in patients with amyotorophic lateral sclerosis. Muscle & Nerve , 2019 ; 59 (2) 168-173.　(4)ShinW, Inoue T, Nakayama Y. et al.: Intention Formation Process for the Use of Tracheostomy and Invasive Ventilation in Patients with Amyotrophic Lateral Sclerosis. Open Journal of Nursing, 2017.

重症筋無力症（MG）の治療と看護ケアとは？

複数の治療法を組み合わせて行う方法が発展し、現在では、重症筋無力症で死に至ることはないとされています。疾患との共存を目指すためのセルフケアを高める支援が重要です。

重症筋無力症とは？

　重症筋無力症（MG）は、末梢神経と筋肉のつなぎ目（神経筋接合部）において、筋肉側の受容体が自己抗体により破壊される自己免疫疾患です。多くの場合、アセチルコリン受容体抗体が陽性となり診断されますが、10〜15％に、この抗体が陰性で抗マスク抗体が陽性の場合があります。

◆神経筋接合部のイメージ

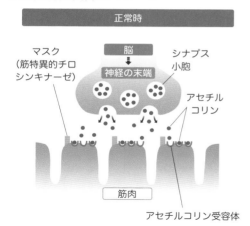 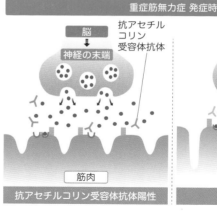 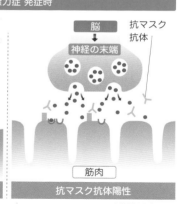

文献(2)を参考に作成

正常時は、アセチルコリンが脳からの指令を伝える働きをし、アセチルコリン受容体がその指令を受け取っている。また、マスク（筋特異的チロシンキナーゼ）がアセチルコリン受容体の集合に関わっている。一方、重症筋無力症を発症すると、アセチルコリン受容体やマスクに対する抗体が作られ、アセチルコリン受容体の働きが阻害されてしまう。

症状

　MGにおいては、全身の筋力低下、眼瞼下垂・複視など眼の症状を起こしやすく、易疲労性（休息で回復）、症状の日内変動（朝良くて夜悪い）などが特徴として挙げられます。

　症状が眼だけに現れる眼筋型と、目にとどまらず全身に広がる全身型に分けられます。全身型では嚥下がうまくできなくなる場合があり、重症化すると呼吸筋の麻痺を起こし、呼吸困難をきたすこともあります。

◆重症筋無力症の症状

眼筋型	眼の症状	眼瞼下垂（まぶたが下がる）。複視（物が二重に見える）。
全身型	手足の症状	骨格筋の筋力の低下、運動の反復により筋力が低下する。 ●上肢…食摂取・書字・整容・更衣の際に手が使えない ●下肢…歩行、移動障害
	球症状	口や喉の筋力の低下によって生じる嚥下困難や構音障害。
	呼吸症状	呼吸に関する筋力が低下し、息苦しくなる。 ➡呼吸不全 クリーゼ（➡ P119）

治療

治療は、病気のタイプ、胸腺腫があるかないか、発症年齢などにより変わってきます。具体的には表のような治療法を組み合わせて行います。胸腺腫がある場合は、胸腺摘出術が治療法になりえます。また最近では、抗アセチルコリン抗体陽性の場合にエクリズマブ（注射）が効果をもたらすといわれています。

◆重症筋無力症の治療法

対症薬物療法	抗コリンエステラーゼ薬（内服）
長期的病態改善治療	胸腺摘出（手術） ステロイド薬（内服） ステロイド以外の免疫抑制剤（内服）
短期的病態改善治療	免疫グロブリン 血液浄化

◆治療の流れ

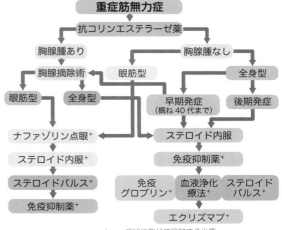

＋……症状に応じて追加する治療。
組み合わせや順序は患者さんによって異なる。

文献(2)を参考に作成

ケアのポイント

全身の重症型の場合に、呼吸症状をきたすことがあります。＊クリーゼとなった場合、意識障害をきたすことはないため、自覚的な呼吸困難感が生じます。とくに呼吸の状態を観察し、異常呼吸の出現に注意します（吸気時に胸鎖乳突筋が動く）。吸気時に腹部がへこむこと（シーソー呼吸）や、分泌物による大きな呼吸雑音などがあれば、挿管の準備、血液ガスの測定、必要時は酸素吸入を行います。原則酸素療法は不要ですが、酸素投与によって呼吸回数、呼吸仕事量を減らすことが効果的な場合もあります。

挿管に至った場合は、「一時的であり必ず抜管できる」ことを伝え、不安を増強させないように努めます。気道内を十分に吸引したら、完全に調節呼吸にのせます。疲れやすく、休養により回復するのがこの疾患の特徴であるため、徐々に補助呼吸の条件を下げるなどのウィーニングは不要で、むしろ筋肉を疲れさせるのでしないほうがよいとされています。呼吸筋疲労の緩和にはNPPV（→ P66）も有効です。

＊重症筋無力症におけるクリーゼとは、感染や外傷などのストレスにより急激に全身の筋肉が麻痺し、呼吸困難をきたすような状態をいう。分泌物による誤嚥などがきっかけで気道が閉塞し、呼吸停止に至ると、挿管対応が必要になる場合もある。

ここをチェック！

病気とうまく付き合うポイントとして、疾患の理解と自己管理が挙げられます。以下を把握するなどして、セルフケア能力を高める支援を行います。外見では症状がわかりにくく、周囲から理解されにくいことがあるため、家族などの理解を得られるような配慮も必要です。

☑ 症状の日内変動の程度
あらかじめ基準となる症状について決めておき、そこから良いか悪いかをフェーススケールなどで示すような工夫があると良い。

☑ 抗体価
血液検査による。眼の症状や自覚症状が改善すると、病気の動きを知る目安になる。

☑ 前駆症状
疲労感の増強、唾があふれる、食事の途中で噛めない、首が持ち上がらないなど。

☑ 誘因
風邪症状、ストレス増強の有無。

☑ 服薬状況
服薬コントロール状況、副作用の有無、併用禁忌薬の理解の認識。

参考文献 (1)井上智子、窪田哲朗編集:疾患別看護過程＋病態関連図第3版. 医学書院、2016年、1172-1189. (2)一般社団法人 日本血液製剤機構 MGスクエアサイト https://www.jbpo.or.jp/mgs/(2020年10月閲覧)

SAS（睡眠時無呼吸症候群）の治療と看護ケアとは？

> *SAS（睡眠時無呼吸症候群）は、睡眠の質低下による日中の眠気などの影響が出るほか、生活習慣病のリスクや増悪に関与します。原因に応じた治療と肥満の是正などの生活習慣改善が求められるため、これらを支援する看護ケアが重要です。

*SAS:sleep apnea syndrome, 睡眠時無呼吸症候群

SASとは？

日中の過剰な眠気もしくは睡眠中の窒息感やあえぎ、起床時の爽快感の欠如、日中の疲労感、集中力欠如などがあり、*AHIが5以上の場合にSASと診断されます。SASは、無呼吸による低酸素血症、高二酸化炭素血症、血管攣縮や不整脈などの合併症に加えて、高血圧、糖尿病、心血管疾患（心筋梗塞・脳血管疾患）などの生活習慣病のリスクや死亡率を高めます。

SASの原因は、空気の通り道である上気道が狭窄・閉塞する*OSAが最も多く、このほか脳血管障害・心不全が原因の中枢性睡眠時無呼吸などがあります。ここではOSAを中心に概説します。

*AHI:apnea hypopnea index, 無呼吸低呼吸指数
*OSA:obstructive sleep apnea, 閉塞性睡眠時無呼吸

症状

覚醒・睡眠時の症状とともに長期的に生活習慣病の合併があります。

【覚醒時の症状】
- 日中の眠気、記憶力、集中力の低下、疲労感
- 起床時の爽快感欠如（頭痛・頭重感）
- 性欲低下、インポテンツ
- 性格変化、抑うつ

【睡眠時の症状】
- いびき
- 異常体動（四肢を激しく動かす、顔・胸を手でこする）
- 不眠、中途覚醒
- 夜間頻尿

治療

生活習慣改善とともに重症度や原因に応じて治療法が検討されます。*CPAP療法や、上気道閉塞の原因によって薬物療法や外科療法が選択される場合があります。

*CPAP:continuous positive airwaypressure, 持続陽圧気道圧

◆AHIによる診断

AHI：無呼吸低呼吸指数。睡眠1時間あたりの無呼吸と低呼吸を合計した回数

軽症	5以上15未満
中等症	15≦30未満
重症	30以上

- 無呼吸：10秒以上継続して呼吸が停止
- 低呼吸：10秒以上の気流の30％以上の振幅の減少にSpO_2の4％以上の低下を伴うもの

◆OSAと生活習慣病の関係

無呼吸、再呼吸、頻繁な入眠と覚醒の繰り返し

↓

低酸素血症、高二酸化炭素血症、胸腔内圧低下

↓

交感神経活動の亢進

↓

動脈硬化・不整脈・高血圧・心不全・虚血性心疾患・脳梗塞・糖尿病

SASに伴うストレスが生活習慣病のリスクや増悪に関与する。

◆OSAの治療

生活習慣改善
- 減量（肥満は最も重要な危険因子）
- 禁煙
- 就寝前のアルコール摂取禁止
- 睡眠薬服用中止
- 側臥位での就寝を心がける

＋

CPAP療法
口腔内装置
薬物療法
外科療法

◆上気道閉塞と機器・装置を用いた治療法

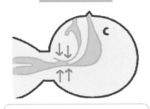

上気道閉塞

睡眠による上気道筋群の緊張低下により気道閉塞が発生

上気道閉塞に対して、次の治療法が選択される

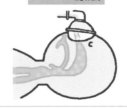

CPAP療法

持続的に気道が陽圧になることで開存する

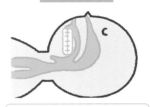

口腔内装置

下顎が前方へ移動され、気道が開存する

文献(1)(2)を参考に作成

ケアのポイント

❶生活習慣改善のための指導

　減量・禁煙・睡眠前の禁酒などに対して、患者が自ら取り組むことが必要です。そのためには患者が疾患や治療の意義を理解し、積極的に取り組めるよう支援することが重要です。

　患者が成人の場合は、成人学習の概念を踏まえた関わりが役立ちます。画一的な教育や指導を行うのではなく、患者の人生経験や価値観を尊重し、それを活かしながら自ら取り組めるよう支援することが大切です。

❷CPAP療法の継続につながるケア

　CPAP療法の「治療継続率は65〜90%」という調査結果があり、継続が課題とされます。継続を妨げる原因として、マスクや陽圧の不快感、装置の音や慣れなど複数の要因が関係します。治療を継続できるように、患者個々の訴えに応じた対応が求められます。

◆CPAP療法中の訴えと対策の例

訴え	対策
マスクの圧迫感、漏れ	マスクやクッションの調整
鼻粘膜の痛み、乾燥	加温加湿器の使用
息苦しさ	モードの調整
機器の騒音	回路の調整、静かな機器へ変更

ここをチェック！

　OSAの治療法は原因によって異なります。まず、対象患者の原因と治療内容を理解しましょう。また、患者が自ら治療や生活習慣改善に取り組めているか（アドヒアランス）と生活習慣病をチェックし、必要に応じてケアを行います。

☑ 原因と治療内容

☑ 患者自身の疾患と治療の理解度

☑ 患者が自ら治療に取り組めているか

☑ 治療を継続できているか

☑ 生活習慣病の存在と増悪の有無

こんなときどうする？

Q 入眠中の患者さんに無呼吸が見られます。一時的なSpO₂の低下がありますが、呼吸の出現とともに値が改善します。覚醒により無呼吸は消失し、意識レベルの低下はありません。この患者さんに対して、どう対処すれば良いでしょうか。

A 無呼吸が1時間に5回以上の場合はSASが考えられます。パルスオキシメータの装着、呼吸パターンの観察（チェーンストークス呼吸の有無）、バイタルサイン測定を行いましょう。意識レベルやバイタルサインに異常がない場合には、明朝医師へ報告しSASの検査・治療の必要性を検討します。合わせて「症状」欄の項目を観察し報告することで診断に役立ちます。

PART **3**

SAS（睡眠時無呼吸症候群）の治療と看護ケアとは？

参考文献 (1)日本循環器学会:循環器病の診断と治療に関するガイドライン. 循環器領域における睡眠呼吸障害の診断・治療に関するガイドライン. 2012年 更新版、1070. (2)睡眠呼吸障害研究会:成人の睡眠時無呼吸症候群 診断と治療のためのガイドライン 第1版. メディカルレビュー社、2005年. (3)野川道子:看護実践に活かす中範囲理論 第1版. メヂカルフレンド社、2010年. (4)千海俊幸編. 睡眠時無呼吸症候群 最新醫學別冊診断と治療のABC119. 最新医学社. 2017年.

肺高血圧症の治療と看護ケアとは？

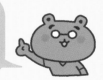

肺高血圧症は様々な原因で起こり、心不全症状によって日常生活に影響が出ます。そのため原因疾患に対する治療とともに心不全の悪化予防や症状の緩和に繋がるケアが重要です。

肺高血圧症とは？

肺高血圧症は、様々な原因により肺動脈の圧が高まる病態とされ、下表のように分類されます。肺動脈の血流が阻害されることで右心不全を起こすのが特徴です。原因により治療法が異なるため、呼吸・循環・自己免疫・感染症など原因検索に様々な検査が行われます。

◆再改訂版肺高血圧症臨床分類（ニース分類 [2013年]）

第1群	肺動脈性肺高血圧症
第1′群	肺静脈閉塞性疾患および/または肺毛細血管腫症
第1″群	新生児遷延性肺高血圧症
第2群	左心性心疾患に伴う肺高血圧症
第3群	肺疾患および/または低酸素血症に伴う肺高血圧症
第4群	慢性血栓塞栓性肺高血圧症
第5群	詳細不明な多因子のメカニズムに伴う肺高血圧症

文献(5)を参考に作成

◆肺高血圧症の病態

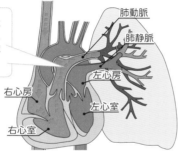

肺動脈の圧上昇により血流が阻害され、右心不全を起こします。

肺動脈
肺静脈
左心房
左心室
右心室
右心房

症状

右心不全が起こり、静脈還流が阻害されうっ滞が起こります。また、左心から拍出される血液量も減少します。頸静脈怒張、肝腫大、腹水、下肢浮腫、低血圧、頻脈、四肢冷感、息切れ、胸痛や失神を起こす場合もあります。重症度の分類に「肺高血圧症機能分類」があります。

◆肺高血圧症機能分類

NYHA 心機能分類	
Ⅰ度	通常の身体活動では無症状。
Ⅱ度	通常の身体活動で症状発現。身体活動がやや制限される。
Ⅲ度	通常以下の身体活動で症状発現。身体活動が著しく制限される。
Ⅳ度	どんな身体活動あるいは安静時でも症状発現。

WHO 肺高血圧症機能分類	
Ⅰ度	身体活動に制限のない肺高血圧症患者。通常の身体活動では呼吸困難や疲労、胸痛や前失神などは生じない。
Ⅱ度	身体活動に軽度の制限がある肺高血圧症患者。安静時には自覚症状がない。通常の身体活動で呼吸困難や疲労、胸痛や前失神などが起こる。
Ⅲ度	身体活動に著しい制限のある肺高血圧症患者。安静時に自覚症状がない。通常以下の軽度の身体活動で呼吸困難や疲労、胸痛や前失神などが起こる。
Ⅳ度	どんな身体活動もすべて苦痛となる肺高血圧症患者。これらの患者の一部は右心不全の症状を呈している。安静時にも呼吸困難および/または疲労がみられる。どんな身体活動でも自覚症状の増悪がある。

文献(6)(7)を参考に作成

治療

「再改訂版肺高血圧症臨床分類」の原因に応じた治療が行われます。ここでは第1群について概説します。第1群では、右心不全に対して塩分・水分制限、利尿薬、酸素療法が行われます。また、肺血管拡張、血管内皮・平滑筋細胞増殖抑制目的に薬物療法が行われます。薬剤は重症度に応じて検討されます。これらで改善が得られない場合には肺・心肺移植が選択されることがあります。

ケアのポイント

患者は右心不全により呼吸困難感、疲労など日常生活に影響が出ています。負担を軽減するための日常生活援助や心不全症状緩和、悪化予防、薬物療法の副作用への対応が大切です。また第1群では、妊娠や感染症による肺炎の発症が病態を悪化させることが指摘されており、予防が求められます。

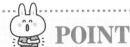 **POINT**

肺高血圧症のうち第1群肺動脈性肺高血圧症、第1′群肺静脈閉塞症、肺毛細血管腫症、第4群慢性血栓塞栓性肺高血圧症は指定難病です。「発病の機構が明らかでなく、治療方法が確立していない、希少な疾病であって、長期の療養を必要とする疾病」とされます。身体面だけでなく、患者や家族が抱える心理・社会的負担への支援が求められます。

ここをチェック!

まず、対象患者の肺高血圧症の原因と行われている治療を理解しましょう。症状により日常生活にどの程度影響が出ているかを把握し、症状緩和や悪化予防のためのケアを行うことが求められます。

☑ 原疾患とニーズ分類の確認

☑ 治療内容

☑ 薬物療法副作用の有無
　（頭痛、ほてり、消化器症状など）

☑ 症状の有無、程度

☑ 患者自身の疾患と治療の理解度

☑ 患者自ら治療に取り組めているか

☑ 心理・社会的負担

こんなときどうする？

Q 患者さんが労作時に呼吸困難感を訴えました。また、呼吸回数上昇とSpO_2低下が見られます。この患者さんに対して、どのような対応をすれば良いでしょうか。

A SpO_2低下から肺胞気酸素分圧低下を起こしている可能性が考えられます。肺胞気酸素分圧低下は肺血管収縮を促すため、肺高血圧をさらに悪化させます。一度労作を中止し、呼吸状態の改善を促しましょう。また、医師の指示に応じて酸素投与を検討します。呼吸状態の改善が症状緩和につながります。

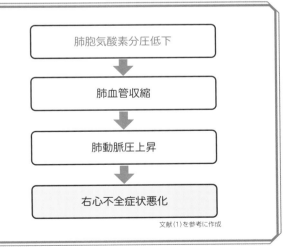

文献(1)を参考に作成

参考文献 (1)日本循環器学会:循環器病の診断と治療に関するガイドライン. 肺高血圧症治療ガイドライン　2017年 改訂版.9,18. (2)伊藤浩、松原広己編:新肺高血圧症診療マニュアル　根治を目指す最新の治療指針 第1版. 南江堂、2017年. (3)福田恵一編:早期診断・治療のための肺高血圧症Q&A 第1版. 先端医学社、2015年. (4)伊藤文代編、中西宣文監修:肺高血圧症の看護　急性期治療から在宅管理まで 第1版. 医薬ジャーナル社、2015年. (5)Simonneau G, Gatzoulis MA, Adatia I, et al. Updated clinical classification of pulmonary hypertension. J Am Coll Cardiol 2013; 62: D34-D41. PMID: 24355639. (6)Barst RJ, McGoon M, Torbicki A, et al. Diagnosis and differential assessment of pulmonary arterial hypertension. J Am Coll Cardiol 2004; 43(12 Suppl S): 40S-47S. PMID: 15194177. (7)Rich S. Primary pulmonary hypertension: executive summary. Evian, France: World Health Organisation, 1998.

肺結核の治療と看護ケアとは？

> 結核は感染症法の第二類感染症であり、保健所に発生届を行う必要があります。感染拡大を防ぐため、発症した人は化学療法による治療を行います。治療は長期になるため、途中で脱落しないように*DOTS（直視監視下短期化学療法体制）を整え、保健所と連携を取り支援することも大切です。

*DOTS:directly observed treatment, short-course, 直視監視下短期化学療法体制

肺結核とは？

　結核は、空気感染による感染症で抗酸菌により引き起こされ、咳、くしゃみから結核菌が空中に散布されます。水分が蒸発しても浮遊する飛沫核の結核菌を吸い込み、菌が体内の異物除去システムを通り抜け肺胞に達し、増殖をし始めると感染が成立します。一般に感染症は潜伏期間を経て発症しますが、菌を抑え込む免疫力によって発病する時期が異なります。

　肺結核は結核全体の8割を占め、2割は*肺外結核が占めます。

*肺外結核には、①頸部リンパ節結核、②粟粒結核・結核性胸膜炎、③気管・気管支結核・咽頭結核、④骨・関節結核、⑤結核性髄膜炎、⑥腎・副腎・性器・眼・皮膚結核、⑦腸結核がある。

症状

- 2週間以上続く咳・痰（要注意！）
- 息切れ
- 微熱
- 寝汗
- 全身倦怠感
- 食欲不振

症状が進行すると……

→

- 血痰・喀血
- 呼吸困難・胸痛
- 体重減少

◆感染を知るための検査

インターフェロンγ遊離試験＝IGRA	結核菌の特殊なたんぱく質を利用して、採血した血液のリンパ球を刺激し、反応するかどうかを見る。陽性は結核に感染とみなす。クォンティフェロン(QFT)検査とT-スポット検査の2種類がある。 QFT
胸部のレントゲンやCT検査	肺結核の早期発見に有効。
喀痰抗酸菌検査	痰の中の結核菌を調べる検査。これで結核菌が見つかれば「結核」と診断できる。 ①塗抹検査 顕微鏡で調べる。結核菌か抗酸菌かの区別はできない。即日結果が出る。 ②培養検査 液体培地で菌を培養する。数日から2週間程度で結果が出る。 ③核酸増幅同定検査 痰の菌の遺伝子から、結核菌か非結核性抗酸菌症かの判定をする。 喀痰　　塗抹　　培養

個々の患者にどの薬が有効か、また耐性を持っていないかを調べる検査（薬剤感受性検査）もある。結果が出るまでに4〜6週間かかる。

ケアに役立つ画像の見方

●胸部X線画像

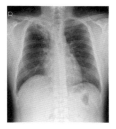

●胸部CT画像

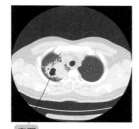

空洞

胸部X線で結核の病巣や広がりを確認する。X線で不明な場合はCT検査を行う。

空洞がある場合は大喀血を起こすリスクがある。

治療

結核の治療では、耐性菌をつくらないように多剤併用で治療を開始します。退院後も治療終了まで薬を飲み続けることが大切です。治療を中断してしまうと、薬が効きにくい（多剤耐性）結核になってしまいます。また、再発や糖尿病やがん、自己免疫疾患などの既往のある患者は、治療期間が延びることがあります。

◆結核の薬物療法（多剤併用療法）

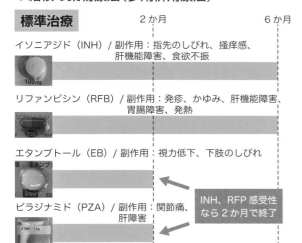

標準治療	2か月	6か月
イソニアジド（INH）／副作用：指先のしびれ、掻痒感、肝機能障害、食欲不振		
リファンピシン（RFB）／副作用：発疹、かゆみ、肝機能障害、胃腸障害、発熱		
エタンブトール（EB）／副作用：視力低下、下肢のしびれ		
ピラジナミド（PZA）／副作用：関節痛、肝障害		

INH、RFP感受性なら2か月で終了

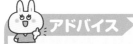

アドバイス

結核患者の布団や食器類からの感染を心配する方もいますが、これから感染することはありません。部屋はよく換気しましょう。

ケアのポイント

【急性期】

結核菌がリンパ路から血行性に全身に広がると結核性髄膜炎や腸結核など起こし、様々な症状が出現し全身状態が悪くなるため、注意が必要です。また、呼吸不全や敗血症を起こし生命に危険が及ぶこともあります。

＜チェックポイント＞

☑ 肺音をチェック
　①自己排痰できているか？
　②胸郭の動きに左右差はないか？
　③無気肺は起こしていないか？

☑ 酸素化、換気はできているかチェック
　①血液ガスの値/PF比/SpO_2
　②呼吸不全が進行すると人工呼吸器が必要となるため、呼吸管理の準備

☑ 多彩な症状の出現（全身に広がっていないか）
　①血液データ
　②肺外結核に伴う症状の観察

【慢性期】

結核治療は、長期間にわたり抗結核薬を確実に内服することが求められるため、服薬管理が重要です。治療の妨げとなる問題の把握や、長期の入院により隔離されるストレスを緩和することが必要です。

＜チェックポイント＞

☑ 確実なDOTSと退院後の支援体制の確立
　①薬の副作用の早期発見や内服の習慣化
　②患者に合った確実な内服方法
　③自己中断や再発の減少に努める

☑ 患者教育
　①規則正しい日常生活を送る（食事・運動・「お酒・たばこ」の禁止・感染予防・咳エチケット）

☑ 保健所との連携
　①患者の居住区の保健所との情報交換
　②院内DOTSから地域DOTSへの移行
　③接触者検診状況や感染性の有無の確認

PART
3

肺結核の治療と看護ケアとは？

参考文献 (1)四元秀毅、佐藤紘二：医療従事者のための結核の知識　第1版、医学書院、2001年、9-59. (2)森亨：結核を防ぐ、治す　第1版、講談社、2009年、6-98. (3)東京都：服薬ノート、東京都福祉保健局健康安全部感染症対策課、2018年、4-8. (4)日本結核病学会治療委員会：「結核医療の基準」の見直し―2008年．結核、日本結核・非結核性抗酸菌症学会、2008年、Vol.83、No.7、529-535.

肺がんの治療と看護ケアとは？

肺がんは、日本人におけるがん死亡数第１位の疾患です。治療により肺の呼吸面積の減少をきたすため、残存する肺の拡張状態を維持するケアが重要となります。また、呼吸困難の原因や患者の日常生活への影響をアセスメントし、呼吸困難を緩和していくことが大切です。

肺がんとは？

　肺がんには、肺の細胞から発生した原発性肺がんと、他の臓器から肺に転移した転移性肺がんがありますが、通常、原発性肺がんを肺がんといいます。また、肺がんは上皮性の悪性腫瘍であり、小細胞肺がんと非小細胞肺がんの２つに分けられます。小細胞肺がんは周辺組織に浸潤し転移しやすく、進行が早いがんです。肺がんの危険因子の一つである喫煙との関連性が高いとされています。

症状

　肺がんの発生する部位により中枢型（肺門部）と末梢型に分けられ、症状に違いがあります。
- 中枢型：咳嗽・喀痰・血痰・無気肺・喘鳴
- 末梢型：無症状、胸部痛（胸膜の浸潤による）

　腫瘍の圧迫により、嚥下困難や、嗄声、顔や腕の浮腫などがみられます。

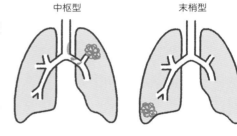

治療

　病期分類（TNM病期分類）の病期診断により予後予測が可能であり、分類に従い治療方針を決めます。治療には外科的治療・放射線療法・薬物療法があり、単独、もしくは複数の治療を併せて行います。

◆TNM病期分類と治療法

		N0	N1	N2	N3	M1a	M1b	M1c
T1	T1a (≦1cm)	I A1	II B	III A	III B			
	T1b (1-2cm)	I A2	II B	III A	III B			
	T1c (2-3cm)	I A3	II B	III A	III B			
T2	T2a (3-4cm)	I B	II B	III A	III B	IV A		IV B
	T2b (4-5cm)	II A	II B	III A	III B			
T3	T3 (5-7cm)	II B	III A	III B	III C			
T4	T4 (>7cm)	III A	III A	III B	III C			

文献(1)を参考に作成

T因子（原発腫瘍）：腫瘍の大きさと浸潤程度
N因子（所属リンパ節）：リンパ節転移の程度
M因子（遠隔転移）：遠隔の転移の程度

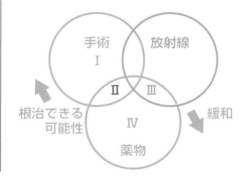

参考文献 (1)日本肺癌学会編:肺癌取り扱い規約 第7版(p.5, 2010)および第8版(p.6, 2017)、金原出版.

● 外科的治療

全身麻酔、気管挿管による影響、痛みにより気道分泌物が増加し、無気肺や肺炎がみられることがあります。痛みのコントロールを行い、痰の喀出を促し、離床することが重要となります。また、肺を切除・縫合した部位で空気の漏れがみられることもあるため、ドレーン管理、皮下気腫の有無の確認を行います。

● 放射線療法

放射線は正常組織にも照射されることがあるため、放射性皮膚炎・放射性食道炎・放射性肺炎などが起こり得ます。放射線性肺炎とは、放射線の照射により肺の間質に炎症が起き、その結果、線維化を引き起こすことをいいます。照射線量が40Gy以上となると発症する確率が高く、基礎疾患として間質性肺炎や肺線維症を有する患者は注意が必要です。

● 薬物療法

抗がん剤による副作用は悪心・嘔吐、免疫抑制による感染など、様々にあります。使用する抗がん薬の効果・副作用を確認し、安全に管理していく必要があります。

● 胸腔ドレナージ　　● ポータブル型胸腔ドレナージ
　システム(➡P148)　　システム

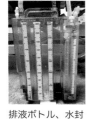
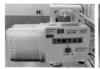

デジタル表示でリーク量・排液量の観察ができる。検査などの移動時でも陰圧管理を継続できる。

排液ボトル、水封ボトル、吸引圧制御ボトルの三連ボトルで構成されている。

POINT

胸腔は陰圧に保たれた閉鎖腔であり、胸腔内圧が、呼気時には約－3cmH$_2$O、吸気時には約－8cmH$_2$Oと変化します（片肺全摘などの場合にはこの限りではありません）。ドレナージを行う際には、呼吸と胸腔内圧の影響を受けるため、適切な陰圧で管理する必要があることを理解しておきましょう。

ここをチェック！

外科的手術を受ける患者は、術後に胸腔ドレナージ（➡P148）を行うことがあります。術後の出血、肺からの空気の漏れ（エアリーク）、その他漏出したリンパ液などを排出し、肺の拡張を促すためです。これにより得られる性状や量の程度などの情報は、ドレナージの適切な圧設定や、ドレナージができているかの確認・観察をするうえでとても重要です。

☑ 出血量・性状
出血200ml/h以上の排液の持続はないか、または4ml/kg以上の出血がないか。体重30%の出血量があると循環血液量減少性ショックの危険がある。

☑ エアリーク
術直後のリーク量はどの程度か、リーク量の変化、皮下気腫の増悪、呼吸困難感、SpO$_2$の変化はないか。

☑ ドレーン固定・抜去の注意
X線画像上でドレーン位置の確認を行う。ずれや屈曲はないか、テンションがかからない固定方法であるか。

PART
3
肺がんの治療と看護ケアとは？

こんなときどうする？

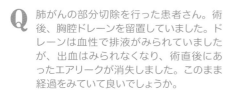

Q 肺がんの部分切除を行った患者さん。術後、胸腔ドレーンを留置していました。ドレーンは血性で排液がみられていましたが、出血はみられなくなり、術直後にあったエアリークが消失しました。このまま経過をみていて良いでしょうか。

A 観察の際は、呼吸性変動も併せて確認しましょう。呼吸性変動がなくドレーンの排液・リークがない場合、チューブ閉塞の可能性があり、これにより出血などの凝固因子からドレーン閉塞を引き起こす恐れがあります。突然のエアリークの消失や呼吸性変動の消失に対しては、ミルキング（手やローラーでドレーンをしごいて人為的に摘出を促す作業）を行い医師へ速やかに報告しましょう。

吸入療法で気をつけることは？

吸入療法では、薬剤に合わせて*DPI、*pMDI、ネブライザーなどのデバイス
を使用します。各デバイスに応じた方法で吸入を行うことが大切です。

*DPI:Dry powder Inhaler, ドライパウダー式吸入器
*pMDI:pressurized Metered Dose Inhaler, 加圧式定量噴霧式吸入器

吸入療法とは？

　吸入療法とは、吸入器を用いて薬物をエアロゾルと呼ばれる微粒子にして口から送気する方法です。少量で気道に限局した薬効をもたらすことができるため、気管支喘息や慢性呼吸器疾患、気道分泌物の貯留時などに行います。

◆吸入デバイスの種類と吸入方法

DPI	pMDI	ネブライザー
患者の吸気で薬剤をエアロゾル化させる。勢いよく吸入する力が必要。	高圧に充填されたガスが急激に気化することでエアロゾルを発生させる。タイミングを合わせて、息を吸い始めると同時にひと押しする必要がある。	ジェット式、超音波式、メッシュ式と呼ばれる方法でエアロゾルを発生させる。吸入のタイミングなどを合わせることなく吸入できる。
①薬剤を装着する。 ②息を吐いてから吸入口をくわえる。 ③2〜3秒かけてできるだけ早く、大きく最後まで吸い込む。 ④吸入口を口から離したあと5秒ほど息をとめる。 ⑤ゆっくり息を吐く。 ⑥うがいをする。	①使用前に容器をよく振る（溶液タイプは振る必要はない）。 ②口を開け、顎を少し上に向ける。 ③容器を直立にし、口から3〜4cm離す。 ④ゆっくりと息を吐く。 ⑤息を吸い始めると同時にひと押しし、ゆっくり深く吸い込む。 ⑥吸入薬を吸い込んだら5秒ほど息をとめる。 ⑦ゆっくり息を吐く。	①座位または半座位をとる。臥床患者は仰臥位か側臥位で実施する。 ②吸入中はなるべく息を口から深く吸い込む。 ③吸入中の唾液は喀出する。 ④うがいをする。

文献(1)(2)を参考に作成

吸入を行うときに観察すること

　呼吸音、呼吸回数、呼吸パターン、SpO_2に変化がないか観察します。β_2刺激薬を吸入すると交感神経刺激症状（頻脈、悪心・嘔吐、頭痛など）が出現する場合があり、吸入ステロイド薬を使用すると嗄声や口腔カンジダ症が出現する場合があります。

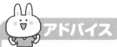 **アドバイス**

　人工呼吸器やNPPV（➡ P66）使用中でも、回路の途中にネブライザー装置を組み込むことで吸入が可能となります（右画像参照）。実施中は呼吸状態に加えて気道内圧や一回換気量、$EtCO_2$、SpO_2などを観察し、換気不良がないか確認します。
注意：人工呼吸器でネブライザーを使用するときには人工鼻との併用は禁忌です。

引用・参考文献 (1)3学会合同呼吸療法認定士認定委員会編:第16回3学会合同呼吸療法認定士認定講習会テキスト. 2011年、221-235. (2)石原英樹:呼吸器ケアエッセンス―呼吸療法認定士もこれ一冊で安心!. メディカ出版、2006年、92-97. (3)道又元裕:新 人工呼吸ケアのすべてが分かる本. 照林社、2017年、210-211.

吸入療法の教育で気をつけることは？

吸入療法は気管支に直接作用すること、副作用が少ないことからよく使用されています。しかし、誤った使用方法では十分な効果が得られなくなるため、正しく吸入することが大切です。

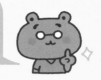

吸入療法の種類と特徴

■ドライパウダー式吸入器（DPI：dry powder Inhaler）
- 薬剤を吸入するときにタイミングを合わせる必要がなく、比較的操作が簡単である。
- 十分吸えているか確認が難しい。

■加圧式定量噴霧式吸入器（pMDI：pressurized metered dose inhaler）
- 薬剤を吸入するときにタイミングを合わせる必要があり、操作が難しい。
- 粒子径が小さく末梢気道まで届きやすい。

◆主な吸入薬の使用チェックポイント

DPI：ディスカス	DPI：ブリーズヘラー
①右手でレバーを「カチッ」と音がするまで押す。 ②吸入口をくわえて深く早く吸い込む。	①吸入口を押し倒してカプセルをセットし、吸入口を「カチッ」と音がするまで戻す。 ②両側のボタンを「カチッ」と音がするまで同時に押してカプセルに穴を開ける。 ③息を吐きカプセルが「カラカラ」と音がする速さで吸う。 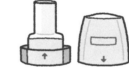
DPI：タービュヘイラー	**DPI：ハンディヘラー**
①回転グリップを反時計回りで止まるまで回し、次に時計回りに「カチッ」と音がするまで回す。 ②吸入口をくわえて深く早く吸い込む。 	①吸入直前に1カプセルを取り出し、セットする。 ②容器を閉め、側面の緑色のボタンを1回押し、カプセルに穴をあける。 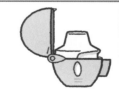

pMDI：エアゾール
①吸入器をよく振り、垂直に吸入器を持つ。 ②息を吸うのと同時にボンベの底を押してゆっくり吸う。 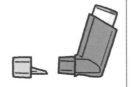

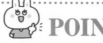 **POINT**

　吸入後は約5秒息止めをしてゆっくり吐きます。また、嗄声、かび、振戦、動悸などの予防のため、吸入後はうがいをして口の中の薬剤が残らないように患者に指導しましょう。

参考文献 (1)呼吸リハビリテーションマニュアル委員会:呼吸リハビリテーションマニュアル①COPDの基礎知識とセルフマネジメント. 独立行政法人環境再生保全機構、2014年、24-26.

気管吸引で気をつけることは？

気管吸引の目的は、気道の開存を行い、呼吸を安楽にすることです。しかし、吸引は侵襲的な処置でもあり、呼吸困難の助長や肺の虚脱を招くこともあります。ルーチンと捉えず、適切なタイミングで安全な吸引を行うことが大切です。

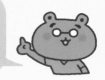

吸引のタイミング

● 気管分岐部付近（第4肋間付近）で胸部の振動（ラットリング）や低調性の連続的な副雑音（ロンカイ）の聴取がある。

● 咳嗽（がいそう）がある。

● 人工呼吸器装着中は、グラフィックモニタのフローカーブの呼気時の波形にギザギザした波形がある。

　これらの兆候は気道に分泌物の存在するサインです。これらから吸引のタイミングを判断しますが、気管吸引は決してルーチン業務で行ってはいけません。

◆ ギザギザした波型がある場合の例

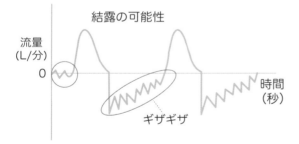

結露の可能性

流量
(L/分)

0

時間
（秒）

ギザギザ

適正な吸引時間

　気管吸引の所要時間は、10秒以内というのが一般的ですが、可能な限り必要最低時間とすべきです。

　吸引時間が長ければ長いほど、吸入気酸素濃度が高ければ高いほど動脈血酸素濃度の低下は著しくなります。また、吸引時間と動脈血酸素濃度の回復時間も相関します。

POINT

　ロンカイ音があるのに、痰が引けないということは、気管吸引によって吸引できる位置に痰がない可能性が高いです。まずロンカイ音が、気管分岐部（第2肋間）付近で聴取できるのか確認します。気管分岐部付近ではない場合、重力によって気管分岐部に移動できるように体位ドレナージを行います。同時に、脱水の是正と気道の加湿を適正にすることを併せて行うことが重要です。脱水状態では痰の粘性が高まり、加湿不足は気道粘膜・痰を乾燥させます。

適正な吸引圧

　一般的に、150Torr前後（最大200Torr）：20〜26kPaの吸引圧が安全域です。

　高圧だと線毛上皮の剥離（粘膜損傷）や、気道内の空気を大量に吸引してしまう可能性があります。

◆ 吸引圧の圧力計

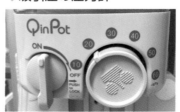

気管吸引カテーテルの挿入の深さ

　吸引カテーテル挿入の深さは、気管チューブから少し出る程度が理想的であり、通常吸引カテーテルを根元まで入れると深すぎます。

　気管吸引は盲目的に行うため、選択的に左右の気管支に吸引カテーテルを挿入することは困難であり、解剖学的に80％程度の確立で右気管支に挿入されます。そこで吸引すると、右上葉の空気を吸引し、無気肺を誘発する可能性が高くなります。人工呼吸器患者に使用する閉鎖式吸引カテーテルは、カテーテルに目盛りがついているため、気管チューブと吸引カテーテルの目盛りが重なったところから2〜3cm程度進めたところで吸引します。すると吸引カテーテルが気管チューブの先端から2〜3cm出たところになります。

　なお、挿管されていない場合、口腔から気管吸引はできません。口腔は咽頭までしか吸引できないため、咽頭に分泌物が存在しなければ吸引の適応にはなりません。

◆吸引カテーテル挿入時の注意点

　吸引の際、吸引カテーテルを上下に動かして吸引することはやめましょう。気管分岐部をついて出血させることになります。また、吸引カテーテルは手首でくるくる回しても吸引カテーテルの先端は回転しません。

観察のポイント

　吸引実施後は、安全に行われ、効果的に実施できたかどうかをアセスメントする必要があります。吸引前に観察した呼吸状態は改善されたか、観察を行います。また、吸引中や吸引後に合併症の症状がある場合には、吸引操作をやめてバイタルサインを確認します。低酸素所見や循環不全の所見がある場合は100％酸素投与を行い、その場を離れずすぐに応援を呼びましょう。

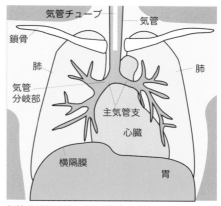

気管分岐部は第2肋間付近にある。

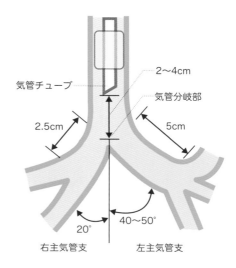

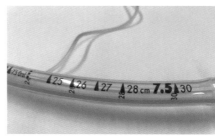

気管チューブと吸引カテーテルの目盛を合わせる。

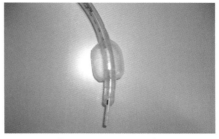

吸引チューブが、人工気道チューブの先端から2〜3cm出たところ。

閉鎖式気管吸引と開放式気管吸引の違い

　現在のところ吸引の方法は、閉鎖式吸引方法と開放式吸引方法の2種類あります。吸引量に有意な差はありません。

◆閉鎖式気管吸引

　吸引操作の度に回路の接続を外さないため、分泌物の飛散防止、低酸素状態の回避、肺胞虚脱の予防などのメリットがあります。

　閉鎖式気管吸引は、人工呼吸器回路の接続を外さない、つまり大気に開放しないことで気道分泌物の飛散がないため、飛沫感染予防に有効です。また、PEEPを解除せずに吸引が可能であり、気管吸引の合併症である低酸素血症、肺胞虚脱とその後の再開存に伴う肺障害などの予防も可能です。

◆開放式気管吸引

　人工呼吸器が装着されていれば、基本的には閉鎖式気管吸引を行います。開放式気管吸引を実施する場面は、非人工呼吸器患者で気管切開チューブ装着患者です。

　気管切開チューブに挿入する吸引カテーテルの長さは10cm程度です。挿入長が短く短時間のため、吸引カテーテルを折り曲げて挿入する必要はありません。また、滅菌手袋である必要もありませんが、未滅菌手袋を使用する場合は、吸引カテーテルを持つ位置を変えずに挿入する必要があります。

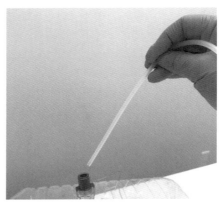

反利き手で人工鼻を外し、あらかじめ気管分岐部直上の長さに定めた位置を持ち、持ち替えずにそのまま挿入する。

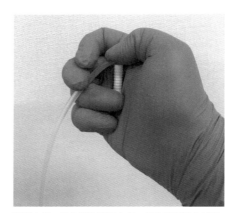

吸引カテーテル挿入時にカテーテルを折り曲げる必要はない。

アドバイス

　気管吸引は、人工呼吸器回路や気管チューブの操作などの際に医療者が患者の体液などで暴露しやすい処置です。必要時には粘膜暴露予防のためアイガードを使用し感染予防を行います。また、医療者が暴露し、患者から患者へ水平伝播し、感染拡大する可能性がある処置でもあります。そのため、手指衛生はとても重要です。

参考文献 (1)気道吸引ガイドライン2013　日本呼吸療法医学会　気道吸引ガイドライン改訂ワーキンググループ　人工呼吸Jpn J Respir Care2013:30:75-91

気管吸引の教育で
気をつけることは?

吸引では、気道から分泌物や血液などをカテーテルで除去します。大きな苦痛を伴うケアであり、ときに不整脈や不穏症状を引き起こすこともあります。不必要な吸引は避ける必要があります。

気管吸引をするときは?

まず、患者にこれから吸引を実施することを伝え、了解を得ましょう。多少の苦痛を伴うものなので、苦痛を軽減させるスキルや言葉かけが必要です。終了した際には「お疲れさまでした」などの労いの言葉かけを忘れないようにすることも大切です。同時に、感染予防から清潔操作を徹底する必要もあります。

ケアのポイント

- 気管分岐部より下の末梢気道の分泌物は吸引のみでは限界があります。決して気管分岐部（第2肋骨レベル）より深く吸引カテーテルを挿入しないことが大切です。体位ドレナージや加温加湿、体内水分管理の検討が必要となります。
- 時間を決めて（例えば2時間ごとなど）実施するのではなく、必要時に実施します。
- 1回の実施時間は10～15秒以内（小児：5～10秒以内）。カテーテルの挿入の長さは気管切開の場合12～15cm、口腔の場合5～10cmを目安とします。
- 鼻腔吸引は特に苦痛が大きく（鼻粘膜は薄く出血しやすい）、極力実施しないことが望ましいです。過剰な介入により不整脈や不穏（チューブ類の自己抜去など）が生じることがあります。

不整脈（心房細動）

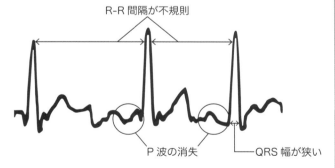

心電図でP波が消失、R-R間隔は不規則でQRS幅が狭くなる。
症状は動悸、息切れ、めまいなど。

こんなときどうする?

Q 痰のある患者さん。吸引や身体の向きをいろいろと変えてみたものの改善がみられません。この場合、どう対処すれば良いでしょうか。

A 以下の2点を行ってみましょう。
①呼吸介助（スクイージング）：呼気時に胸郭を圧迫し、いつもより多く息を吐くことで次の吸気が多く吸えるようになり、気道に付着した分泌物が動きやすくなります。
②カフアシスト（排痰補助装置・コンフォートカフ）や付属のパーカッション機能の使用：気道分泌物の移動を促します。

参考文献 (1) 有限会社中間法人　日本集中治療医学会:ICU・CCU看護教育セミナー初級コーステキスト. 2008年度版. 92.

カフ圧で気をつけることは？

気管チューブのカフの役割は、気管壁とチューブの間からのリークを防止することです。カフ圧は、経時的な自然脱気に加え、体動やケアによる刺激でも変動することがあるため、定期的な調整が必要となります。

カフの役割

　カフにより気管チューブと気管壁の間をふさぎエアリークを防ぐほか、カフ上部の分泌物が下気道へ垂れ込むことを防いで誤嚥の予防も行います。気管壁とチューブの間にリークがあると、換気量の低下を引き起こすだけでなく、気管分泌物や吐物を誤嚥し、VAP（人工呼吸器関連肺炎）の原因になり得ます。

適正なカフ圧

　カフ圧は、常時20〜30cmH₂Oの間に維持します。カフ圧の上限は、気管粘膜下の動脈圧に由来し、気管壁の壊死を防ぐために動脈圧30cmH₂Oを超えないように調整します。30cmH₂O以上の高圧では、気管壁の虚血・うっ血・壊死を生じ、また、20cmH₂O未満の低いカフ圧は、気管壁とカフの間隙から分泌物が肺に侵入し、VAP（人工呼吸器関連肺炎）の要因の1つとなります。これらを考慮し、常時20〜30cmH₂Oの間に維持します。

　わずかな空気の増減で、圧は大きく変化するため、必ずカフ圧計を見ながら調整をしましょう。感染予防のため、カフ内圧測定計は患者ごとに器具を準備し、台数が足りない場合は、器具を清拭し使用し、接続するチューブは患者ごとに変えましょう。

◆カフ上部

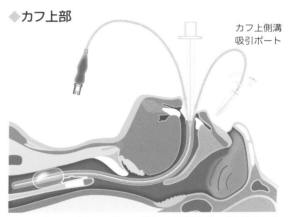

カフ上部は、唾液や、胃から逆流した胃液などの垂れ込みによって発生する分泌物が貯留できる空間になっています。

文献(2)を参考に作成

◆気道粘膜下の灌流圧

	正常圧	高圧による障害
気管動脈圧	25〜30Torr （34〜40.8cmH₂O）	壊死
気管静脈圧	15〜20Torr （20.4〜27.2cmH₂O）	うっ血
リンパ管圧	15Torr（20.4cmH₂O）	浮腫

1Torr＝1mmHg＝1.36cmH₂O

文献(1)を参考に作成

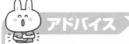 **アドバイス**

　カフ圧の単位：1mmHg＝1.36cmH₂O
本文では単位をcmH₂Oで表記していますが、カフ圧計によっては、mmHgで表記されているものがあります。使用機器の単位をチェックしましょう。

カフ圧調整時の注意点

カフ圧計を接続するときは、カフ圧計の内圧を 30cmH$_2$O 程度まで上げてから接続します。カフ圧計は大気圧（0mmHg）であるため、そのまま接続するとカフ内の空気がカフ圧計に流れ込み、調整手技でカフ圧を低下させます。

必ずカフ圧計を見ながら、シリンジで空気を注入し、カフ圧が 30cmH$_2$O 程度になるように調整します。カフ圧計を外すときにも、カフの空気は少し抜けます。またカフ圧は徐々に低下していくため、調整時は上限である 30cmH$_2$O に合わせます。

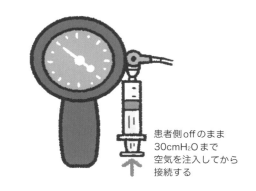

患者側off のまま
30cmH$_2$O まで
空気を注入してから
接続する

気管チューブ挿入中の声の漏れ

持続的な発声がある場合や、いびきのような声がする場合を声の漏れと表現します。この場合、チューブの位置異常や、カフの異常、生理的な要因を考えます。声の漏れに気づいたら、呼吸状態・チューブが正しく挿入されているかを確認し、原因に応じて対応しましょう。

◆ **声漏れ発生時の対応**

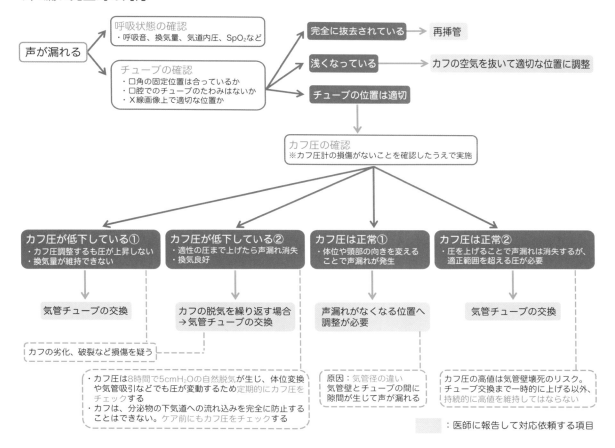

PART

3

カ
フ
圧
で
気
を
つ
け
る
こ
と
は
？

参考文献 (1) 道又元裕:新 人工呼吸ケアのすべてがわかる本 第1版. 照林社、2018年、178-184、212. (2) 道又元裕 他:集中ケア認定看護師に聞く やってはいけない!人工呼吸器管理50 第2版. 日本看護協会出版会、2008年、71、130、229. (3) 鎌田佳伸:カフ圧調整. 重症集中ケア. 日総研、2018年、第17巻 第4号、35-37.

気管切開部のケアで気をつけることは？

気管切開後は、出血や気道閉塞、誤抜去、気管外への誤挿入による皮下気腫、縦隔気腫、気胸などの合併症が生じる可能性があります。とくに気管切開チューブが皮下に迷入した場合には、窒息など重症な事態になります。確実なチューブの固定とチューブのずれに注意してケアを行うことが重要となります。

ケアのポイント

術直後は呼吸音の有無、左右差を見ましょう。とくに気道閉塞と誤抜去には、注意が必要です。

血液や気管分泌物は閉塞要因となります。気管切開チューブは、患者の体動や、体位変換、人工呼吸器回路の重みによって位置がずれやすくなるだけでなく、咳嗽が誘発されるなど、患者の苦痛も生じます。さらに、気管切開チューブがずれると肉芽や気管壁への接触で閉塞する危険があり、また誤抜去による気管孔の閉塞から窒息する危険性もあります。

気管切開部の処置におけるガーゼ交換は1日1回、分泌物で汚染している場合は速やかに行います。気管切開部の創が治癒したら、ガーゼは不要です。

ここをチェック！

確実なチューブの固定を行うと共に、ケアに伴うチューブのずれに注意し、気道閉塞や誤抜去が起こらないよう注意しましょう。

- ☑ 気管切開部の出血の有無
- ☑ 気管切開チューブの固定状況
- ☑ 胸部X線写真
- ☑ カフ圧の確認
- ☑ 口腔・鼻腔分泌物の性状、量
- ☑ カフ上の分泌物の性状、量
- ☑ 皮下気腫の有無
- ☑ 気管分泌物の性状、量
- ☑ 胸郭の動き、呼吸音の有無・左右差
- ☑ 発赤・腫脹・熱感・膿などの感染兆候の有無

こんなときどうする？

Q 気管切開後、ケアを担当している患者さん。注意して観察していたけれど、気管切開チューブが抜けてしまいました。こんなとき、どうすれば良いでしょうか？

A 気管切開孔をガーゼで覆い、バッグバルブマスクを用いて口と鼻のマスク換気に変更し、応援を要請します。永久気管孔の場合は気管切開孔に直接バッグバルブマスクを当てます。ちなみに、抜けかけた、または抜けたチューブは、誤挿入による閉塞から窒息する危険性があるため再挿入してはいけません。

 アドバイス

気管切開チューブ固定の際は、綿紐による固定や専用のホルダーによる固定を行います。チューブの誤抜去を防止するために、きつすぎず、緩すぎないよう固定し、目安として指1本分入る程度の余裕を持たせます。皮膚損傷予防のためにドレッシング材の使用も検討しましょう。

参考文献 (1)道又元裕:新 人工呼吸ケアのすべてがわかる本 第1版. 照林社, 2018年, 156-157. (2)道又元裕:ICU3年目のノート 改訂増強版 第2版. 日総研出版, 2018年, 237-239. (3)竹内真也:気管切開チューブ. 重症集中ケア. 日総研, 2018年, 第17巻 第4号, 42-44.

口腔ケアで気をつけることは?

口腔を衛生に保ち、口腔機能を維持していくためには口腔ケアが欠かせません。ケアを行うときは口腔の観察を行いやすく、ケア中の水分や唾液を誤嚥しにくい体位で行いましょう。

目的

　加齢や疾患などにより口腔セルフケアが不足すると、口腔の衛生状態の悪化や口腔機能の低下を招きます。口腔の環境が変化すると、口腔の細菌が増殖し誤嚥性肺炎などの呼吸器感染症を起こす原因となるため、口腔ケアを行い口腔の環境を整えることが必要です。

方法

【準備するもの】 歯ブラシ、スポンジブラシ、舌ブラシ、ガーグルベースン、
　　　　　　　　　コップまたは楽のみ（吸い飲み）、ガーゼ、タオル、手袋、マスク、エプロン
【必要に応じて準備】 乾燥が見られる場合は保湿剤、吸引が必要な場合は排唾管、
　　　　　　　　　　　開口困難の場合は開口器、バイトブロック

◆口腔ケアの方法

①患者に説明を行う	声をかけて覚醒を促すことで、嚥下反射を生じやすくして誤嚥を防ぐ。
②体位の調節	座位が可能な場合は座位をとる。ヘッドアップに制限がある場合はなるべくヘッドアップし、頸部を前屈させる。頭部挙上が不可能な場合には側臥位または患者の頸部を横に向ける。
③口唇の保湿	ワセリンなどを用いてあらかじめ保湿を行っておくと、ケア時の口唇の亀裂を予防することができる。
④口腔観察	●口唇・歯（義歯）・口腔粘膜・歯肉・舌の乾燥や汚染状況、痛みや出血の有無を観察する。 ●歯の動揺の有無を観察する。 ※視野の確保が困難な場合、オーラルワイダーなどを使用し、口腔の観察をしやすくする。
⑤口腔の湿潤	保湿剤を塗布し、口腔の汚染物を柔らかくすると、除去しやすくなる。
⑥ブラッシング	歯ブラシを歯面に当て、小刻みに動かす。歯肉に歯ブラシが強くあたりすぎないように注意する。
⑦補助清掃用具による清掃、口腔の清拭	歯がない場合や易出血、歯肉の腫脹などがある場合は、スポンジブラシやガーゼを用いて汚染物を取り除く。 【使い方】 スポンジブラシは水に浸したあと、水を絞ってから使用する。ガーゼを使用する場合は、指に巻きつけて使用する。
⑧含嗽、吸引	※吸引を実施する場合、誤嚥性肺炎を予防するため、口腔ケア中の水分や唾液はしっかり吸引する。

オーラルワイダー

文献(2)(3)を参考に作成

観察時にはアセスメントツールを使ってみましょう。共通のスケールを用いることで変化がわかりやすく、評価がしやすくなります。

◆口腔のアセスメントツールと評価項目

*OAG	声、嚥下、口唇、舌、唾液、粘膜、歯肉、歯と義歯
*ROAG	口唇、歯、粘膜、歯肉、舌、口腔乾燥、要治療の歯、口臭
*COACH	開口、口臭、流涎、口腔乾燥・唾液、歯・義歯、粘膜、舌、口唇、歯肉
*OHAT	口唇、舌、歯肉・粘膜、唾液、残存歯、口腔清掃、歯痛

文献(4)を参考に作成

*OAG:Oral Assessment Guide
*ROAG:Revised Oral Assessment Guide
*COACH:Clinical Oral Assessment Chart
*OHAT:The Oral Health Assessment Tool

ケース別対処法

■1 口腔の乾燥が強い

口腔の乾燥が強いと口腔の汚れがこびりついてしまい、落としにくくなります。そのため保湿剤を用いて頻回に保湿を行い、乾燥が軽減したところで口腔ケアを行うことが良いでしょう。

■2 舌苔がついている

舌苔は唾液の分泌や舌の機能が低下することによって付着しやすくなります。口腔を保湿し乾燥を軽減させてから、除去できる分だけやさしく取り除きます。

一度で除去できない場合は、数回に分けて実施しましょう。無理にすべてを除去する必要はありません。

ケアのポイント

■1 ブラッシング

歯がある場合は必須です。デンタルプラーク（歯の表面に口腔細菌が層になって付着したもの）を除去することが重要であり、そのためにはブラッシングによる機械的清掃が必要です。デンタルプラークが蓄積しやすい歯と歯肉の間、歯と歯の隙間、隣接する歯が欠損している歯の表面などはとくに注意し、1本ずつ磨くつもりで、歯ブラシを小刻みに動かします。

■2 含嗽か清拭か

嚥下機能に問題がなければ含嗽を実施します。意識が悪いまたは誤嚥しやすい場合は清拭を行います。口蓋、頬内側、舌など口腔粘膜すべてを清拭します。口腔細菌を押し込まないように、奥から手前に向かって行います。経口挿管されている場合は、挿管チューブの周囲も清拭します。

■3 洗口液

洗口液は様々な種類がありますが、世界的に認められている0.12%クロルヘキシジングルコン酸塩（CHG）は、日本ではアレルギーの報告があるため禁止されています。日本での商品を指示どおり使用する場合は、濃度は0.0006%以下となります。殺菌剤の一つであるCPCはCHGと同程度の殺菌効果が報告されており、歯周病を有する患者には病原性細菌の減少や抗歯肉炎効果が確認されています。ポピドンヨードも口腔細菌に対し強い殺菌作用を有していますが、粘膜損傷やヨウ素アレルギーが懸念されます。さらに、エタノールを含んだものは口腔粘膜の乾燥を助長させます。緑茶の抗菌作用は期待できず、レモン水はレモンの酸により脱灰リスクがあり推奨されません。

口腔粘膜の炎症が強度で水道水でも刺激がある場合は生理食塩水を使用します。

したがって、洗口液を選択する際は、アレルギーや濃度に注意しながら患者の口腔環境に合わせて選択します。

一般名	商品名
クロルヘキシジングルコン酸塩（CHG）	コンクールF
塩化セチルピリジニウム（CPC）	トゥーセッテ　オーラルリフレッシュ
	SystemaSP-T　メディカルガーグル
	薬用ピュオーラ　洗口液ノンアルコール　ライムミント
	モンダミン　プレミアムケア
ポピドンヨード	イソジン
ベンゼトニウム塩化物	ネオステリングリーン
ベンザルコニウム塩化物	ベンザルコニウム塩化物

④義歯の取り扱い

自然歯と同じように義歯にも歯垢や歯石が付くので、日常のケアが重要です。義歯の手入れは３つのステップで行います。また、夜間は窒息を予防するため、外して就寝します。

❶浸す

熱い湯は義歯を損傷させるため、浸すのは水かぬるま湯です。義歯が完全に浸かるよう十分な水が必要です。義歯専用洗浄剤を使用すると、ブラッシングが届かない汚れも落ちます。

❷ブラッシング

義歯は、研磨剤入りの歯磨き粉を使用したり、通常の歯ブラシでブラッシングしたりしてはいけません。義歯に細かいキズが付き、細菌繁殖の原因になります。義歯専用歯ブラシ、義歯専用洗浄剤を使用し、やさしくブラッシングして、残った汚れを取り除きます。

❸すすぐ

洗浄液に浸してブラッシングしたあと、流水でしっかりと義歯をすすぎます。

人工呼吸器やNPPVの使用中は？

人工呼吸器やNPPV（➡P66）を使用しているときは、もうひと工夫しましょう。

【人工呼吸器】

- 体位調節前にカフ上部、口腔・咽頭、気管吸引を行う
- 実施前にカフ圧が適切か確認する
- 歯ブラシを用いたブラッシングケアを１日１〜２回、口腔の保湿を行う維持ケアを３〜４回行う
- 歯ブラシは小さなヘッドまたは小児用を使用するとやりやすい

◆口腔ケアキット

洗浄しない口腔ケアの方法として、口腔ケアの物品がセット化されたQ-ケア®があります。短時間に１人で口腔ケアできることが前提とされ、ブラシ類はすべてディスポーザブルで準備や片付けの時間も短縮できます。洗口液はCPCを含有し、吸引しながらブラッシングできる歯ブラシを使用します。

【NPPV】

- 保湿回数を増やし、乾燥対策を強化する
- 適切な加湿を行う
- 短時間で頻回に口腔ケアを行い、マスクを外す時間を最小限にする
- マスクはそばに置き、口腔ケア後素早く装着する

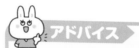

アドバイス

NPPVを外している間は*PEEPが解除されるため、呼吸状態・酸素化に注意して観察をしながらケアを行いましょう。

*PEEP:Positive end-expiratory pressure, 呼気終末陽圧

PART **3**

口腔ケアで気をつけることは？

引用・参考文献 (1)道又元裕:ICUケアメソッド クリティカルケア領域の治療と看護. 学研メディカル秀潤社、2014年、312-322. (2)晴山婦美子、塚本敦美、坂本まゆみ:看護に役立つ口腔ケアテクニック 第2版. 医歯薬出版株式会社、2019年、48-78. (3)中澤真弥:看護の現場ですぐに役立つ口腔ケアの基本. 秀和システム、2017年、52-67. (4)重症患者ケア、総合医学社、vol6 no1、88-92. (5)露木菜緒:初めての人が達人になれる 使いこなし人工呼吸器. 南江堂、2016年、106-110. (6)岩崎直弥他:塩化セチルピリジニウムによる歯周ポケット内洗浄が臨床症状および細菌叢に及ぼす効果について. 日本歯周病学会会誌、1991年、33(2).

体位調整で気をつけることは？

呼吸障害のある患者の体位調整は重要なケアです。ときに血圧の変動が生じることがあるほか、点滴やドレーン類など多くの挿入物が留置されているケースも多く、事故抜去・脱落のリスクが伴う点には注意が必要です。患者の安全を確保しながら褥瘡などの合併症を回避しつつ、効果的な体位調整を行いましょう。

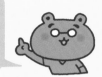

体位調整の目的

呼吸ケアにおける体位調整には、体位ドレナージやポジショニングなどの方法があり、その目的には①換気・ガス交換障害の改善、②荷重側肺障害の予防・改善、③末梢気道分泌物の排出促進などがあります。

◆ 体位調整の方法

体位ドレナージ	重力を利用して末梢気道の分泌物を中枢気道へ移動させ排泄を促進させる。
ポジショニング	体位を一定時間保持し、潰れてしまった肺胞に空気を流れやすくさせることで再膨張させ、換気やガス交換効率を高め酸素化の改善や換気血流比不均衡の是正が期待できる。

文献(6)を参考に作成

なぜ体位調整が必要なの？

体位調整には機能的残気量が大きく関わります。機能的残気量とは、安静時呼吸の呼気後に肺内に残っている空気のことです。これにより空気を吐いたあとも肺胞の虚脱、末梢気道の閉塞が生じないように保ち、一時的な無呼吸があっても絶えずガス交換ができるようになっています。

機能的残気量は体位によって変化します（右図）。成人において仰臥位での機能的残気量は立位に比べ約20％も低下してしまいます。機能的残気量の低下は無気肺を生じやすく、とくに鎮静や人工呼吸器装着の状態では横隔膜運動の低下や重力の影響も伴って背側に無気肺を起こしやすくなります。安静指示やバイタルサインの問題がなければ同一体位での管理にはせず、頭部挙上や座位など機能的残気量が低下しないような体位調整を行うことが重要です。

◆ 体位と機能的残気量の関係

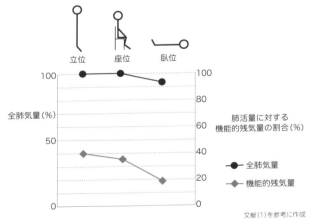

文献(1)を参考に作成

上記の図は、体位と全肺気量・機能的残気量（左記本文参照）の関係を表しています。

全肺気量とは、最大吸気量と機能的残気量すべてを含んだ肺気量のことを示します。

座位では立位に比べ機能的残気量が緩やかに低下し、臥位になると立位に比べおよそ20％も低下します。臥位では横隔膜の挙上により肺気量自体の低下と生理的に貯留している残気量の低下が生じます。このため機能的残気量は低下してしまいます。

体位調整の実践

1 頭部挙上位

　機能的残気量を確保するため、横隔膜運動が制限されないよう可能な限り上体を起こす体位です。

　仰臥位では、重力の影響を受けて腹腔内臓器が背側かつ頭側に移動し、背側の横隔膜に運動制限が生じます。腹側に比べ背側の横隔膜は大きく動くため、機能的残気量に大きく影響を及ぼします。

　頭部挙上では、腹腔内臓器や横隔膜が下降し、胸郭が広がりやすく機能的残気量が増加します。腹圧もかけやすく咳嗽による排痰も行いやすくなります。

　肥満や腹部膨満が強い患者では、頭部挙上の角度が強いと腹部・胸部の脂肪により横隔膜運動を制限してしまい、反対に機能的残気量を低下させる可能性があるため、呼吸パターンを観察しながら実施しましょう。

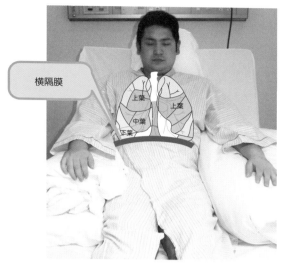

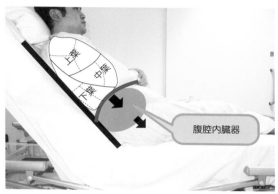

2 頭部挙上背面開放位：起座位

　背側の無気肺を改善させたいときは、頭部挙上に加え上体を前傾にします。

　前傾にすると、背部の圧迫がなくなり胸郭がより広がることで機能的残気量の増加、無気肺の改善が期待できます。

　起座位は心不全患者の安楽な体位としても行われます。心不全患者の場合、仰臥位では静脈環流量の上昇に加え胸水貯留による換気血流比不均衡が増大します。起座位により静脈環流が減少、換気血流比不均衡が是正され、呼吸が楽になります。

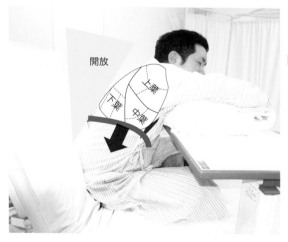

PART
3

体位調整で気をつけることは？

肥満や腹部膨満が強い患者は、前傾になると腹部で横隔膜が圧迫され換気が悪くなることがあるため避けましょう。あぐらの姿勢にすると股関節への負担も軽減し腹部の圧迫も緩和されますが、あぐらの姿勢が困難な場合もあるため、患者と相談しながら行いましょう。

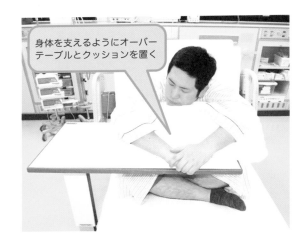

身体を支えるようにオーバーテーブルとクッションを置く

❸完全側臥位

　臥位でも機能的残気量を増やし換気血流比不均衡を是正するために障害部位を上側にした背面開放位にします。

　頭部挙上位のように「身体を起こせるときは起こす」が理想的ですが、脳虚血や起立性低血圧、大腿動静脈に挿入物がある場合など、どうしても身体を起こすことができないことがあります。その場合、臥位でもできるだけ背側の胸郭が広がるようにして機能的残気量を維持させます。

　側臥位は、換気血流比の是正に効果的です。写真の場合、上側となる右肺により多くの空気が流れ込み、下側となる左肺により多くの血液が流れます。換気血流比を考えると障害のある肺を上側にした側臥位が望ましいです。

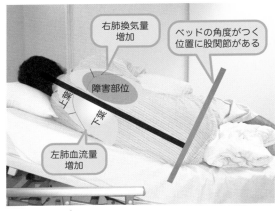

右肺換気量増加　ベッドの角度がつく位置に股関節がある　障害部位　上肢　下肢　左肺血流量増加

●枕の高さがポイント
枕の高さにより、頸部が過度に進展・屈曲した状態になると、首や肩の痛みの原因となります。頸部から背骨が一直線になるように、枕だけでなく、タオルや除圧枕など施設にあるものを活用して工夫しましょう。

●股関節の位置がポイント
ギャッチアップで身体がねじれたり背骨がゆがんだりすると、腰痛の原因になります。ベッドの角度がつく位置と股関節の位置を合わせることで、ギャッチアップ時の進退のねじれやゆがみを予防できます。身体のずれ落ちを予防するためには、臀部を支えるようにクッションを設置します。小柄な人は、腰部から臀部を支えるようにL字型クッションを設置すると、臀部が後ろに倒れずに体勢が安定します。

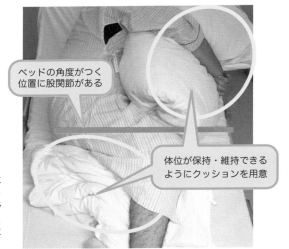

ベッドの角度がつく位置に股関節がある　体位が保持・維持できるようにクッションを用意

体位調整前の注意ポイント

1 体位調整で血圧低下がおこることもある

　長期臥床患者は交感神経の反応が鈍くなっており起立性低血圧を生じやすくなっています。また、出血や不感蒸泄の増加で循環血液量が不足すると、体位変換で血圧低下をきたすことがあります。体位調整前に血圧低下のリスクを考え、急激な体位変換は行わず、少しずつ体位を変えましょう。

　とくに脳梗塞急性期の患者は、血圧低下により脳血流の低下を招くため、慎重に行う必要があります。

2 痛みは取り除いておく

　創痛や腰痛のある患者は体位調整で痛みが増強し、痛みが伴うと体位保持が困難になります。痛みの有無や程度を確認し、体位調整の前に鎮痛薬を使用するなど苦痛の緩和を図りましょう。

3 挿入物の長さにゆとりを取り、確実に固定する

　挿入物の事故抜去・脱落がないようにするためには、①長さにゆとりを持たせる、②確実な固定を行う、③固定位置を工夫することが大切です。

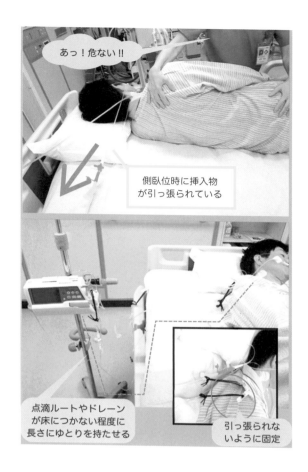

あっ！危ない!!

側臥位時に挿入物が引っ張られている

点滴ルートやドレーンが床につかない程度に長さにゆとりを持たせる

引っ張られないように固定

こんなときどうする？

Q イレウスで入院中の患者さん。腹痛と倦怠感が強く臥床状態が続き、数日後 SpO_2 の低下と左背側の換気不良を認めたため胸部 X 線検査を行うと、左下葉に無気肺を形成していました。この場合、どのような体位調整を行うのが良いでしょうか。

A 臥床状態に加え、イレウスでは拡張した腸管が横隔膜を圧迫・挙上させてしまい機能的残気量が低下します。重力の影響ではとくに心臓が位置する左背側に圧迫が生じやすく、左下葉に無気肺が生じたと考えられます。この場合、早期離床を行うことが望ましいですが、身体的症状が強い間は頭部挙上位を行いながら機能的残気量の維持を図ります。角度をつけすぎると横隔膜挙上を助長させてしまう可能性があるため注意しましょう。同一体位ばかりでは背側の無気肺は改善しません。無気肺を形成している左肺を上にした右側完全側臥位も取り入れ、肺胞の再膨張と換気血流比の是正が行える体位にしましょう。

引用・参考文献 (1)Lumb AB、Nunn JF:Respiratory function and ribcage contribution to ventilation in body positions commonly used during anesthesia. Anesth Analg　1991:73 (4):422-426． (2)小松由佳:体位管理．重症集中ケア．日総研、2011年、第10巻第2号、15-21． (3)松本匠平:体位の違いが咳嗽・呼吸機能に与える影響．日本呼吸ケア・リハビリテーション学会誌 2019年、第28巻1号、85-90． (4)松嶋真哉:荷重側肺障害の改善のためのポジショニング．呼吸器ケア．メディカ出版、2017年、第15巻3号、27-38． (5)尾﨑孝平編著、木村雅彦著:呼吸ケアの「なぜ?」がわかる黄金解説．メディカ出版、2014年、161-165． (6)西原浩真:肺合併症の予防・改善のためのポジショニング．呼吸器ケア．メディカ出版、2017年、第15巻3号、12-19．

呼吸リハビリテーションで気をつけることは?

呼吸リハビリテーションは、呼吸器疾患患者に、様々な介入方法で実施されています。理学療法士や作業療法士が定期的に介入しますが、ベッドサイドに一番近い看護師もしっかりとした知識・技術を持って主体的に実践していく必要があります。

呼吸リハビリテーションとは?

まず、呼吸リハビリテーションの定義から確認していきましょう。

- 日本呼吸管理学会・日本呼吸器学会では、以下のように定義されています。

「呼吸リハビリテーションとは、呼吸器の病気によって生じた障害をもつ患者に対して、可能な限り機能を回復、あるいは維持させ、これにより患者自身が自立できるように継続的に支援していくための医療である。」

- 米国胸部学会・欧州呼吸器学会では、以下のように定義されています。

「徹底した患者のアセスメントに基づいた包括的な医療介入に引き続いて、運動療法・教育・行動変容だけではなく、慢性呼吸器疾患患者の身体および心理的な状況を改善し、長期の健康増進に対する行動のアドヒアランスを促進するために患者個々の必要性に応じた治療が行われるものである。」

つまり看護師は、患者の状態を把握した上で、循環動態の変動や痛みの増強の有無など情報を統合整理し、呼吸リハビリテーションを実施していく必要があります。

◆ 呼吸リハビリテーションの種類

(A)呼吸理学療法
- リラクセーション
- 呼吸補助筋のストレッチ
- 呼吸介助法
- 呼吸練習
- 胸郭可動域運動
- 排痰法

(B)運動療法
- 歩行を中心とした有酸素運動と筋力トレーニング

(C)栄養療法
- 分岐鎖アミノ酸含有補助食品などを利用した栄養補給

(D)患者教育
- 日常生活活動や禁煙などに関して、患者個人のニーズに合わせて行う

◆ 呼吸リハビリテーションの基本的構築

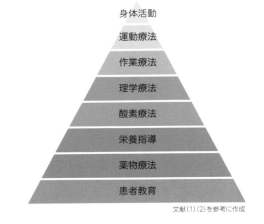

身体活動
運動療法
作業療法
理学療法
酸素療法
栄養指導
薬物療法
患者教育

文献(1)(2)を参考に作成

呼吸理学療法

ここでは、呼吸リハビリテーションの中でも看護師が介入する機会が多いと思われる呼吸理学療法について説明します。呼吸理学療法は患者の呼吸管理の中でも重要な治療手段であるといえます。チームとして安全かつ経済的な呼吸管理を提供するためにも、看護の視点で呼吸理学療法の意義を考え、看護師が担う役割・方法を明らかにしていきましょう。

1 リラクセーション

【目的】

精神的・身体的な緊張をリラックスさせます。他の理学療法を行う前や、終了時に筋肉を弛緩させるために行います。

【方法】

● セミファーラー位

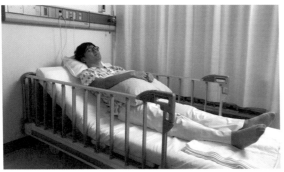

上半身を30°程度起こす。

【注意点】

実施する際は、安楽な姿勢をとらせて、不安感や緊張感を与えないようにします。姿勢・筋緊張・呼吸パターンなどを観察し、患者に苦痛を与えないように注意します。手術侵襲部・ドレーン挿入部などの痛みにも十分注意します。

● 座位

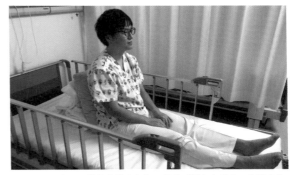

肩甲骨を固定した前傾姿勢をとり、起座呼吸をさせる。上半身を枕や丸めた毛布にもたせかける。

2 呼吸補助筋のマッサージ・ストレッチ

【目的】

過緊張している筋を指腹で圧迫し、リラックスさせます。また、痛みの緩和・除去や軟部組織硬化の改善、胸郭柔軟性の促進という目的もあります。

【方法】

● 頸部

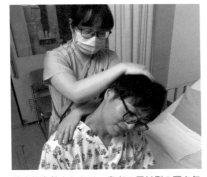

端座位姿勢をとらせ、患者の反対側の肩を包み込むように固定し、呼気に合わせてゆっくりと側屈・屈曲させる。

【注意点】

強すぎる刺激は筋緊張を増強し、痛みを引き起こしてしまいます。頸椎症性疾患などを合併している場合、痛みの増強や上肢の痺れ・眩暈を引き起こしてしまうのでストレッチは行わないようにします。

● 胸・背部

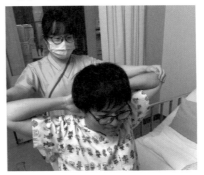

端座位で、後頭部で両手を組んでもらい、両手で患者の両肘を後方に引き寄せる。

❸呼吸介助法
【目的】
　患者の呼気相に一致して胸郭を徒手的に軽く圧迫し、換気と胸郭運動を促進することにより、一回換気量の増加や、呼吸補助筋を間接的にリラックスさせ、息切れを軽減させるために行います。

【注意点】
　患者の胸部に直接、圧迫刺激を加えるため、不適切な手技は痛みや不快感を与えます。そのため、吸気と呼気のタイミング、胸郭の柔軟性や運動方向を確認した上で、十分に注意して行う必要があります。

【方法】
● 下部胸部

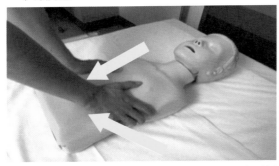

患者の乳頭よりやや下方の外側胸部に両手を置き、呼気時に外上方から軽く圧迫する。

● 上部胸部

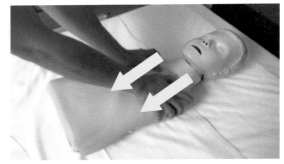

患者の乳頭より上部の前胸壁に両手を置いて、呼気時に前上方から軽く圧迫する。

❹排痰法
【目的】
　排痰により気道における過剰な分泌物を除去し、気道抵抗と呼吸仕事量を減少させ、呼吸困難感の軽減、換気とガス交換の改善を行います。呼吸器合併症を予防・治療し、気道感染を低下させます。

【方法】
● 体位変換と体位排痰法
　気道分泌物が貯留した肺区域の誘導気管支の方向に重力の作用が一致する体位を用いて、貯留分泌物の排出を図ります。ルーチンに行う場合は、左右の側臥位を2時間毎に行い、最低でも40〜60°の側臥位をとります。血行動態が不安定な患者・未処置の気胸・肺出血・肺梗塞・脳浮腫・ショックがある場合は禁忌となります。
　人工呼吸器装着中の患者では、回路や気管切開チューブ挿入部へ負担がかかるなどの理由で修正体位を用いることが多くあります。その修正排痰体位とそれぞれの排痰効果が期待できる肺区域を次に示します。

◆＜仰臥位＞肺尖部区（S^1）、前上葉区（S^3）、前肺底区（S^8）

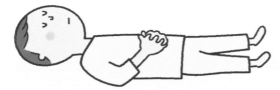

◆＜腹臥位＞上—下葉区（S^6）、後肺底区（S^{10}）

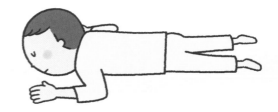

◆＜側臥位＞外側肺底区（S⁹）・患側の肺野

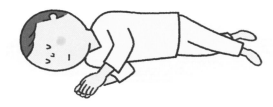

◆＜前傾側臥位＞後上葉区（S²）、（上－下葉区、後肺底区）

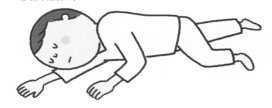

◆＜後傾側臥位＞中葉、舌区（S⁴、S⁵）

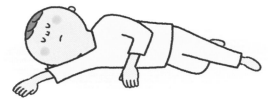

●アクティブサイクル呼吸法（ACBT）

①痰のある肺区域を上にした排痰体位をとり、横隔膜呼吸を3～4回行い、呼吸をコントロールします。

②深吸気位を1～2秒保持するゆっくりした深吸気（深呼吸）を3～4回繰り返します。再び、①横隔膜呼吸を3～4回行います。

③痰の貯留部位に手を置いてもらい、呼気に合わせて胸郭の動く方向に圧迫しながらハフィングを行います。

④ハフィングで押し上げられた痰を、力みすぎないように普通に咳を行って体外に排出させます。

痰が排出されるまで、①～④の動作を繰り返します。深吸気時に過度に吸気を保持すると息こらえとなり、呼吸数が減少し、呼吸困難感が増強するので、深吸気を行う際は、息こらえをさせないことと、呼気をゆっくりと行うことが大切です。

ACBTは、いきみを防ぎ一過性の低酸素化が生じにくく、循環動態に与える影響も少ないとされていますが、急性期で症状が不安定な患者や、深呼吸を行うだけの呼吸筋力がない患者などは適応となりません。

◆アクティブサイクル呼吸法のイメージ

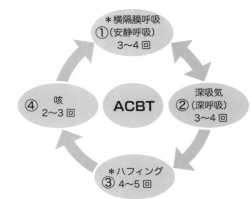

＊横隔膜呼吸：吸気時に腹部を膨らませ、呼気時には腹部を凹ませながら行う呼吸のこと。
＊ハフィング：声門を開いたまま強くて速い呼気を行う方法。最大吸気後に声門と口を開いて「ハァー」と強制呼出を行う。

参考文献 (1)日本呼吸器学会COPDガイドライン第4版作成委員会編：COPD（慢性閉塞性肺疾患）診断と治療のためのガイドライン第4版．メディカルレビュー社，2013年，724． (2)高橋仁美、宮川哲夫、塩谷隆信：動画でわかる呼吸リハビリテーション 第4版．中山書店，2017年，2-7，176-204． (3)丸山征四郎：ICUのための呼吸理学療法 第1版．メディカ出版，2010年，2-14，35-60． (4)田中一正、柿崎藤泰：呼吸リハビリテーションの理論と技術 改訂第2版．メディカルビュー社，2014年，186-203，209-217． (5)高橋哲也、間瀬教史：ビジュアル呼吸・心臓リハビリテーション 改訂第2版．羊土社，2018年，34-137． (6)日本集中治療医学会看護テキスト作成ワーキンググループ 第1版．真興交易 医書出版部，2019年，193-210．

胸腔ドレナージシステムの管理で気をつけることは？

ドレーンを挿入する目的は「治療」「予防」「情報収集」の３つです。ドレーンは挿入する位置により観察や管理が異なります。胸部の解剖、ドレナージシステムの仕組み・特徴を理解し、観察のポイントをおさえましょう。

胸腔の解剖とドレーン留置部位

　壁側胸膜と臓側胸膜でつくられた空間を胸腔といいます。胸腔ドレーンは、開胸手術後や胸腔に水分・空気が貯留した場合に留置され、ドレーンの先端は胸腔に位置します。またドレーン留置部位は目的により異なります。

　挿入目的を把握しておくことは異常の早期発見にも繋がります。何をドレナージしているかは必ず把握しておきましょう。

胸腔ドレナージシステムの仕組み

　胸腔は陰圧に保たれており、生理的胸水が少量存在しています。胸腔ドレナージでは胸腔を常に陰圧に保ち、肺の虚脱を防ぎながらドレナージを行います。観察のポイントを知るためには胸腔ドレナージシステムの構造を理解することが重要となります。

　胸腔ドレナージシステムは病院により違いがありますが基本は同じです。排液ボトル内には血液や胸水がたまります。気胸での脱気の場合は排液がないため基本的に空気のみがドレナージされます。空気の流れと液体の流れを理解しておくと、目的別に有効なドレナージができているかを判断できます。

アドバイス

　胸腔ドレーン挿入中はドレナージシステムの陰圧で肺の虚脱を防いでいます。接続部の外れは急変に繋がるので、確実に接続されているか、固定部位はどこかを確認しましょう。

◆胸腔の解剖と目的別ドレーン留置部位

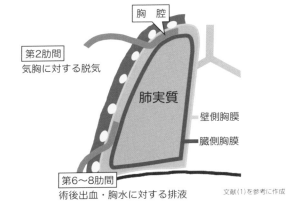

胸腔

第2肋間
気胸に対する脱気

肺実質

壁側胸膜

臓側胸膜

第6〜8肋間
術後出血・胸水に対する排液

文献(1)を参考に作成

◆胸腔ドレナージシステムに用いる吸引器の例

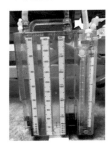

●胸腔ドレナージシステム
排液ボトル、水封ボトル、吸引圧制御ボトルの三連ボトルで構成されている。

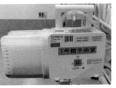 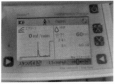

●ポータブル型胸腔ドレナージシステム
電動式の吸引器でリーク量・排液量をデジタル表示で観察できる。検査などの移動時でも陰圧管理を継続できる。

◆胸腔ドレナージシステムの仕組み

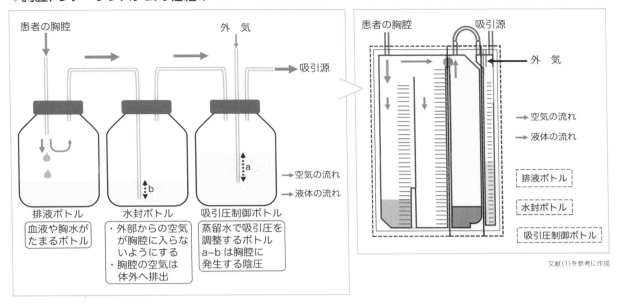

文献(1)を参考に作成

観察のポイント

　胸腔ドレーン挿入後はドレーンの位置を胸部X線撮影で確認します。また、胸腔ドレナージシステムの3つのボトルの確認も重要です。排液ボトルでは、排液性状・量、水封ボトルでは、気泡・呼吸性変動、吸引圧制御ボトルでは、指示された圧になっているかを確認します。その他、呼吸困難感の有無、皮下気腫など患者の観察もあわせて行います。

◆ドレナージシステム管理の重要項目

気泡（バブリング）	呼吸性変動（フルクテーション）	排液性状・量
●肺から漏れ出た空気が胸腔にあることを意味する。 ●気泡の有無が肺の損傷を反映している。 ●気胸の場合は脱気目的なので「気泡あり」が正常、「気泡なし」が症状軽快のサイン。排液目的の場合は「気泡なし」が正常となる。回路の接続も確認すること。 【水封ボトルを確認】 排液目的の場合に気泡あり →回路の接続の確認 **ここをチェック!** ☑ドレーンと排液ボトルの間をクランプ ●リークが続く →原因は機械側 ●リークが止まる →原因は患者側	●呼吸に合わせて水面が上下することで、胸腔の圧を反映している。 ●自発呼吸では吸気で陰圧が強くなるため水封室の水面が上昇する。 ●人工呼吸中は吸気は陽圧となるため水面は低下する。 ●呼吸性変動の消失はドレーンの閉塞が考えられるため、先端の位置や屈曲などを確認する。 【水封ボトルを確認】 人工呼吸　自発呼吸 **ここをチェック!** ☑屈曲の確認は、刺入部から排液バッグまで注意して確認しましょう。	●排液の性状と量は体内の異常を発見するため、インフォメーションの役割を果たす。 ●漿液性の排液が血性に変化したり、排液量が急に増えたりするときは、医師への報告が必要となる。変化に気づけるよう継時的な観察が重要。 【ドレーン排液の性状】 血性 ➡ 淡血性 ➡ 淡々血性 ➡ 漿液性 **ここをチェック!** ☑胸部手術後ドレーンの排液が濃い血性に変化、もしくは200ml/h異常の排液がみられる場合は術後出血の可能性が高い。 ☑排液が膿性になった場合は感染を疑い他の検査データも確認しましょう。

文献(1)を参考に作成

引用・参考文献 (1)道又元裕編著、松田勇輔著:これならわかるICU看護　第1版. 照林社、2018年、208-212　216-218.　(2)道又元裕編著、石部麻美著:ICUビジュアルナーシング　第1版. 学研メディカル秀潤社、2014年、270-274.　(3)菅原直子:胸腔ドレーンからのリーク量が増加した時、何を推論する?. 重症集中ケア　2018·2019年;第17巻5号:62-65.　(4)吉田みつ子・本庄恵子編著、樋口佳栄著:臨床看護技術2アドバンス　第1版. インターメディカ、2012年、127-143.　(5)道又元裕編著、菅原直子著:ドレーン管理デビュー. 学研メディカル秀潤社、2015年、113-120.

気管挿管の介助で気をつけることは？

空気の通り道である気道の確保は生命維持に必須です。気管挿管は、そのための手段の一つです。緊急を要することも多く、正確で迅速かつ安全な介助と状態観察が必要です。ここでは、最も頻度が高い手技である喉頭鏡を用いた経口挿管の介助について説明します。

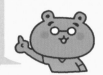

気管挿管とは？

気管挿管は、気管へチューブを挿入することで最も確実に気道を確保するための手段です。挿入経路は3種類あり、緊急時の第一選択は経口挿管、開口できない場合は経鼻挿管、挿管期間が長期にわたる場合や上気道閉塞がある場合などは気管切開となります。

気管挿管の適応

- ● 気道の確保、保護
- ● 気管、気管支の清浄化
- ● 酸素、換気の確保
- ● 陽圧換気が必要
- ● 気管支ファイバーによる検査時 ┐緊急時以外
- ● 吸入麻酔・全身麻酔時 ┘の適応

気管挿管に必要なアイテム

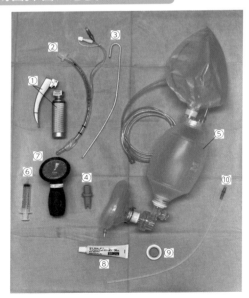

①喉頭鏡、②気管チューブ、③スタイレット、④バイトブロック、⑤バックバルブマスク、⑥カフ用注射器、⑦カフ圧計、⑧潤滑剤、⑨固定用テープ、⑩吸引器材（吸引器、吸引チューブ）
- ● 気管チューブ：サイズ（ID：内径）は男性7.5〜8.5mm、女性7.0〜8.0mmが標準だが、患者ごとに選択が必要。
- ● スタイレット：気管チューブの先端から出ないように挿入する。
- ● 喉頭鏡：ライトが点灯するか確認。調整剤はアナフィラキシー予防のためキシロカインなどの添加のないものが良い。

気管挿管後はここをチェック！

☑ 視診：胸郭の動きに左右差がないか

☑ 聴診：左右の前上胸部、左右の側胸部、心窩部を聴診（5点聴診法）。左右均等に聞こえるか、心窩部（胃内）で空気の流入音がないか

☑ 挿入長：標準は門歯で男性22〜24cm、女性20〜22cm

☑ 胸部X線写真：気管チューブの先端が気管分岐部の4〜5cm上方にあるか

☑ カプノグラフィーによる*$EtCO_2$の波形と値

☑ 出血（口鼻腔）、歯牙損傷、口唇損傷、循環変動の有無

*$EtCO_2$:end tidal CO_2,呼気終末二酸化炭素分圧

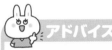 アドバイス

気管挿管で最も重要なことは食道挿管の否定です。視診聴診だけでなく、$EtCO_2$など複数の観察を組み合わせてアセスメントしましょう。

参考文献 (1)青山和義:必ずうまくいく!気管挿管 カラー写真とイラストでわかる手技とコツ. 羊土社、2005年、14-40、74-124. (2)川上悦子:気管挿管の方法は進化しているの?. ICNR 2015年;Vol.2 No.4:24-25. (3)道又元裕:人工呼吸ケアのすべてがわかる本. 照林社、2001年、110-132. (4)三宅康史:ICUでの病態管理と急変時に役立つQ&A 集中治療が常に必要な重症患者への対応のポイント!第2刷. 羊土社、2004年、18-19. (5)尻屋直子、尾野敏明:再認識 気管挿管の必須知識. EMERGENCY CARE 2007年:Vol.20 No.1:18-23. (6)三上剛人:写真で確認 気管挿管の実際. EMERGENCY CARE 2007年:Vol.20 No.1:24-29. (7)芝田里花:写真で確認 気管挿管の準備と介助のポイント. EMERGENCY CARE 2007年:Vol.20 No.1:30-35. (8)大内玲:呼吸 日常の呼吸ケアの意味づけとその根拠. ICNR 2019年:Vol.6 No.2:14-16.

気管支鏡検査の介助で気をつけることは?

気管支鏡検査は、呼吸器疾患の正確な診断・評価を行うための内視鏡検査です。術者は手技に熱中していることが多いため、介助者による患者の状態観察と異変の察知が重篤な合併症予防に繋がります。

気管支鏡検査とは?

気管支鏡検査では、気管支ファイバースコープを鼻または口から挿入して直視下に、あるいはテレビモニタ下に、気管から気管支に至る呼吸器系の観察をします。近年、極細気管支鏡などの開発が進み、より末梢の観察も可能になりました。また、観察以外に採取、洗浄、吸引などの手技・治療が行えます。

気管支鏡検査に必要なアイテム

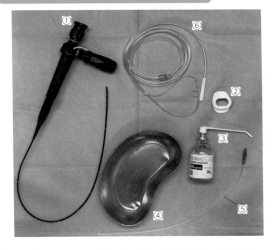

①気管支鏡システム、②マウスピース、③リドカインスプレー、④膿盆、⑤吸引器材(吸引器、吸引チューブ)、⑥オキシジェンカニューレ

その他必要なアイテム:酸素流量計、モニタ(心電図モニタ、酸素飽和度モニタ)、必要時の鎮痛剤、鎮静剤／※検査中の出血および凝血塊による窒息、気胸、低酸素血症など緊急時に対応するため、救急カートの準備もしておく。

● 気管支鏡:硬性(曲がらない)と軟性(曲がる)がある。硬性気管支鏡はステント留置やレーザー治療、異物除去を目的とする全身麻酔下で行われる。軟性気管支鏡は局所麻酔下(喉頭・気管麻酔)で行われる。一般的な気管支鏡検査で使用するのは軟性。

気管支鏡検査の適応

- 悪性腫瘍
- びまん性肺疾患
- 感染性肺疾患
- 無気肺、気道異物など

ここに注意!

【気管支鏡検査中】

- リドカイン中毒(不穏、痙攣、昏睡、不整脈など)
- *SpO_2値:十分な酸素投与で90%以上を保つ

【気管支鏡検査後は合併症に注意!】

- 血痰、出血:血痰は量と性状変化に注意
- 気胸:検査後1時間以降に発生することは稀
- 呼吸不全　　● 不整脈　　● 感染
- 発熱:長く続く場合は肺炎合併の可能性
- 原疾患の増悪:間質性肺炎は特に注意

*SpO_2:saturation of pulse-oximetory oxygen, 動脈血酸素飽和度

POINT

①気管支鏡検査は侵襲性が高く、少量の出血が窒息などの重大な事故に繋がります。患者情報(治療中の疾患や既往歴、感染症や出血傾向の有無など)を医師と共有し、緊急時や合併症を予測した準備と観察を行います。

②検査後2時間は安静とします(検査時の麻酔のため)。初回の経口摂取時はムセの有無に注意しましょう。

参考文献 (1)医療情報科学研究所編著:病気がみえるVol.4　呼吸器　第3版. メディックメディア、2018年、84-87.　(2)田中雅夫、清水周作編著:やさしくわかる内視鏡　検査・治療・ケア　第2版. 照林社、2015年、19、71、166-170.

急変対応で気をつけることは？

呼吸器系に問題がある患者の急変は、緊急度・重症度ともに高い場合が多く、患者の生命および機能の予後に直結します。そのため看護師には、「何かおかしい！」と急変を見抜く観察力や判断力、迅速な行動が求められます。

観察

まずは問診とフィジカルイグザミネーション（視診、触診、打診、聴診）によって患者の状態を観察し、フィジカルアセスメントに必要な情報を収集します。

1 問診

苦痛の状況を確認しながら必要最低限のコミュニケーションを取り、呼吸困難感などの自覚症状を確認します。その際、発語（発声）がない（できない、もしくは困難な）場合は、気道が開通しておらず気道確保が必要です。気道が確保できていれば、患者との会話から呼吸状態（呼吸困難感の強さや緊急度）が予測できます。意識が清明でない場合は、問診以外のフィジカルイグザミネーションで判断します。（フィジカルイグザミネーションについては、➡P45-47）

◆ 呼吸困難と緊急度を予測

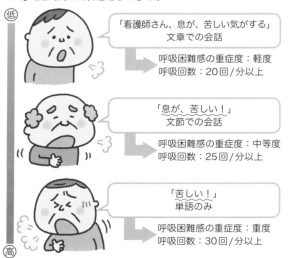

（低）

「看護師さん、息が、苦しい気がする」
文章での会話
→ 呼吸困難感の重症度：軽度
呼吸回数：20回/分以上

「息が、苦しい！」
文節での会話
→ 呼吸困難感の重症度：中等度
呼吸回数：25回/分以上

「苦しい！」
単語のみ
→ 呼吸困難感の重症度：重度
呼吸回数：30回/分以上

（高）

2 視診

視診は患者と会った瞬間から始め、接している間は絶えず続けます。呼吸状態の視診では、①呼吸回数、②呼吸補助筋の使用の有無や呼吸様式、③胸郭の動きの3点がポイントになります。

◆ 呼吸状態の視診

呼吸回数	● 必ず実際に呼吸回数を測定する。 ● 呼吸が不規則である可能性があるため、きちんと1分間測定する。 ● 30回/分以上、6回/分以下の場合は、緊急対応が必要。
呼吸補助筋の使用の有無や呼吸様式	● 呼吸補助筋を使用しているということは、何らかの異常により努力呼吸が必要な状態になっているということを意味する。 ● 首〜胸腹部を見て使用している呼吸補助筋（吸気補助筋か呼気補助筋か）や呼吸パターンを観察する。
胸郭の動き	● 左右差の有無を観察する。 ● 視診でわかりにくい場合は、両手の親指を左右の肋間縁に置き、他の指と手掌で胸郭側面を包むように直接触れて確認する。 ● 胸郭の動きから呼吸のリズム、パターン（深さ）を観察する

3 聴診

聴診を行う際は、どこの肺野の音を聴取しているのかを考え、前胸部のみでなく背部も聴診します。左右交互に1か所につき1呼吸以上を聴取し、左右差、音の減弱、副雑音の有無を確認します。

ケアのポイント

　患者の異常や変調を発見したら、重篤化を少しでも防ぐために迅速に対応する必要があります。患者のそばを離れず応援を要請し、医師が到着するまでの間の低酸素血症を少しでも回避できるよう対応します。患者の体内で何が起こっているのかを考え、必要なケアや処置を予測し行動することが大切です。

◆急変対応の例

気道閉塞を疑う場合

- 発語、発声がない（できない）
- 咳嗽できない 　● チアノーゼ
- 吸気性喘鳴（stridor）　● 陥没呼吸

 対処

- 直ちに医師へ報告
- 応援を呼ぶ
- 気道確保（頭部後屈顎先挙上法、下顎挙上法）
- モニタ装着　● 末梢静脈路確保

気道が開通している場合

- 意識が清明（自発呼吸がある）
- 血圧低下、頻脈

 対処

- 安楽な体位に調整する（起座位など）
- 酸素投与
- 緊急時に備えた準備（モニタ装着、気管挿管準備）
- 末梢静脈路確保

ここをチェック！

　呼吸状態の悪化は、あらゆる病態、あらゆる疾患で起こります。そのため、呼吸以外のバイタルサインの観察も重要です。

- ☑ 意識レベル：開眼しているか、呼びかけへの反応は？　不穏や興奮、失見当識、傾眠はないか？
- ☑ 痛みや体位、姿勢のつらさはないか？
- ☑ 脈が弱く、速くなっていないか？　不整脈はないか？
- ☑ 血圧の低下はないか？
- ☑ 四肢が冷たく湿っていないか？チアノーゼはないか？
- ☑ 発熱はないか？
- ☑ 著明な発汗はないか？

 POINT

①呼吸回数を必ずチェックすること。急変に至った患者は、6〜8時間前から呼吸回数の変調（増加）を認めることが多いことが指摘されています。呼吸回数は必ず測定しましょう。

②*SpO_2 は 100% にしないこと。$SpO_2$90% 以下は*$PaO_2$60mmHg 以下を示します。$PaO_2$60mmHg 以下は呼吸不全の診断基準値であるため、酸素投与が必要です。しかし、過剰な酸素投与には肺障害などの副作用があります。PaO_2 がどこまで上昇しても SpO_2 は 100% 以上にはなりません。異常の早期発見のために SpO_2 は 100% にならないようにしましょう。一般的に正常な SpO_2 は 96〜98% です。

③慢性閉塞性肺疾患や気管支喘息の患者に不用意に高濃度酸素を投与すると CO_2 ナルコーシスになる恐れがあります（→P106）。患者にとっての SpO_2 の目標値を医師に確認し、酸素投与量を調整しましょう。

*SpO_2:saturation of pulse-oximetory oxygen、動脈血酸素飽和度
*PaO_2:partial pressure of arterial oxygen、動脈血酸素分圧

参考文献 (1)道又元裕、長谷川隆一、濱本実也ほか編著:クリティカルケア実践の根拠．第1版第2刷，照林社、2014年、41-50. (2)柴優子:人工呼吸患者のアセスメントにかかわる基本的なフィジカルイグザミネーション．重症集中ケア　2017年、Vol.16 No.2，5-9. (3)山勢博彰編著:院内エマージェンシー:急変時に対応するための知識と技術．メジカルフレンド社、2004年、56-62，181-187. (4)三上剛人編著:気づいて見抜いてすぐ動く　急変対応と蘇生の技術．南江堂、2016年、3-21，141-147.

慢性呼吸器疾患患者の生活指導で気をつけることは？

慢性呼吸器疾患患者にはセルフマネージメントが欠かせません。入院時に指導した生活を退院後も続けていくために、患者自身が疾患や日常生活の管理を行うことができるよう指導することが重要です。

入院はセルフマネージメント教育のチャンス

慢性呼吸器疾患の患者は、急性増悪により入院に至ることがしばしばあります。また、急性増悪による呼吸機能の低下、呼吸困難感の増強が原因で入院前の日常生活を維持することが困難となり、退院後に在宅酸素療法を導入することもあります。

急性増悪は患者の大きな負担となるだけではなく、病状の進行を早め、予後にも影響します。入院から退院後の在宅療養を踏まえ、急性増悪による再入院にならないよう指導をしていきましょう。入院時はセルフマメージメント教育のチャンスです。

退院時にはアセスメントを

入院中に、退院しても自己管理を続けていけるか、アセスメントを行いましょう。

毎日の症状、運動の状況などを日誌や手帳に記録し、変化を知ることが大切です。変化がなくても記録するよう指導しましょう。また、患者がどの程度セルフマネージメントできるのか、家族の支援や社会的支援が必要なのかなどを考慮し、患者にあった指導をしていきます。

◆ セルフマネージメント指導教育項目

セルフマネージメントの重要性	慢性疾患のため、症状や生活を自己管理して病気の進行を防ぐことが大切。
禁煙	禁煙が慢性呼吸器疾患の予防および治療となる。
ワクチン接種	インフルエンザワクチンや肺炎球菌ワクチンを接種することで急性増悪による入院が減少する。
増悪予防	風邪や気管支炎が増悪の原因となるため感染予防が大切。
定期的な運動	身体活動性の高い患者は入院・増悪のリスクが減少する。
増悪時の対応	息切れの増強、痰の量や色の変化、咳の増加、発熱、動悸、急な体重増加など、早めの受診行動が、病気の進行を防ぐ。
栄養療法	患者の多くは栄養障害がある。呼吸をするだけでもエネルギーを消費するため、体重の増減は大事な指標となる。
服薬指導	正しい服薬は症状改善・増悪予防にも有効。

文献(1)を参考に作成

こんなときどうする？

 慢性呼吸器疾患の患者さんから連絡がありました。「ちょっと風邪っぽいんだけど……体重も増えているし、もうすぐ診察予定日だから様子をみていいですよね」と言っています。この患者さんに対して、どう対応すれば良いでしょうか。

 慢性呼吸器疾患患者は感染から急性増悪に至ることが多くみられます。また、食事量が変わらないにもかかわらず体重が増量している場合は、肺性心による浮腫の可能性もあります。診察予定日を待たずに受診するように指導しましょう。

参考文献 (1)日本呼吸ケア・リハビリテーション学会呼吸リハビリテーション委員会ほか編:呼吸リハビリテーションマニュアル　患者教育の考え方と実践　第1版第1刷.照林社、2007年

HOT導入患者の教育で気をつけることは？

HOT（在宅酸素療法）を導入した場合、患者自身で自己管理ができることが必要となります。在宅療養においても安全に安心して生活ができるよう管理・教育をしていきましょう。

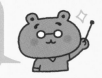

HOTを導入するときとは？

社会保険適用基準は、動脈血酸素分圧55mmHg以下（酸素飽和度88％以下）です。また、動脈血酸素分圧が60mmHg以下で、睡眠時や運動負荷時に低酸素血症になる場合も適用となります。HOT導入患者の半数以上は増悪後の退院時に導入しています。導入決定後は、在宅用の機器を使用し慣れてもらうほか、退院に向けた多職種連携も必要となります。

◆HOT導入後の流れ

教育・指導	病態に関しての説明、治療や日常生活の注意点、HOTの必要性や効果を指導する。
酸素供給装置の選択	酸素濃縮器または液体酸素があるので、メリットやデメリットを踏まえて選択し、練習を開始。
在宅での状況把握	在宅における間取りを踏まえ、適切な酸素機器の配置を考慮する。
多職種連携	在宅で適切に継続するために、理学療法士による呼吸訓練、薬剤師による服薬指導、栄養士による栄養指導、メディカルソーシャルワーカーによる社会福祉サービスのサポート、酸素機器事業者との連絡を行う。

文献(1)を参考に作成

患者の思いに寄り添い、アセスメントを

突然のHOT導入にネガティブな思いを抱く患者もいます。HOTは息切れなどの自覚症状を改善し、日常生活の維持、社会生活への復帰の助けになり、低酸素状態から他の臓器を守り延命に効果があります。アドヒアランス向上に向け、しっかりアセスメントしましょう。

息切れを軽くする指導のポイント

息切れは患者の日常生活に支障をきたします。息切れを軽減するため、以下のような日常生活動作を指導することが重要です。

- 息切れを自覚する動作（下図）を避ける
- 鼻で吸って口で吐く
- 呼吸に合わせてゆっくり動く
- 呼気に合わせて動き出す
- 連続する動作は休息を入れる

◆息切れを自覚する動作

上肢挙上	胸郭の動きが制限される。
腹部の圧迫	横隔膜の動きが制限される。
息を止める	酸素を取り込めず、心臓への負担が増加。
反復動作	動作が早くなり力を入れ続けてしまう。

 アドバイス

息切れを軽くする指導をしても「息苦しさが改善しない」と訴える患者もいます。患者と行動を共にすると、息切れを増強させている原因を見つけられることがあります。

息苦しさから早く動作を終わらせようとし、より息苦しさが増すこともあります。必ずしも呼吸困難感と低酸素血症は一致しません。また、呼吸困難感が強いからと酸素流量を勝手に増量すると、CO_2ナルコーシス（→P106）の原因になりかねません。安静時・労作時の酸素流量を守るよう指導しましょう。

参考文献 (1)日本呼吸ケア・リハビリテーション学会呼吸リハビリテーション委員会ほか編：呼吸リハビリテーションマニュアル　患者教育の考え方と実践　第1版第1刷, 照林社、2007年

PART 3

慢性呼吸器疾患患者の生活指導で気をつけることは？／HOT導入患者の教育で気をつけることは？

人工呼吸器使用ケースの教育で気をつけることは？

人工呼吸器使用ケースでは、患者・家族の*QOLを意識した介入が重要です。ここでは、患者と介護者に対して、在宅導入に向けた教育でとくに知っておきたい内容について概説します。

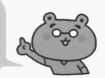

*QOL:quality of life、生活の質

患者と介護者への教育のポイント

一般病棟では、患者や介護者は少しでも機器を外せる時間を作れるようウィーニングを行いつつ、次の療養先を考えておくよう説明されます。人工呼吸器を使用している患者は医療依存度が高く、自宅療養を選択することは簡単ではありません。日常のケアを通して、傾聴のスキルを用いながら不安な思いを引き出し、共感的対応で信頼関係を構築することが大切です。また、家族のサポート体制や自宅の構造などを情報収集し、退院後のサービス利用につなげます。患者と介護者が主体的に取り組めるよう支援し、できること・できないことを明確に在宅医療者へ引き継ぎましょう。

在宅導入が決まったら

在宅導入が決まれば、アクションプラン（行動計画書）を患者・家族と協働で作成し、進捗状況を多職種で共有し称賛することで、自己効力感を高めます。使用したパンフレットやチェックリストは在宅医療者へ引き継ぎます。

緊急時対応を明確に

下記のような緊急時に備え、ケース別に連絡先を準備しておくと安心です。

- アラーム対応：頻繁なアラームは患者と介護者の不安・不眠につながる。在宅では必要最小限の設定に調整する。
- 気管カニューレが抜けたとき：自発呼吸の有無など患者の状況に応じた対応を明確にし、蘇生バッグはすぐ使えるよう準備しておく。
- 災害の備え：地域の災害マニュアルを参照。関係者で避難場所や避難方法をとり決めておく。

◆ 指導チェックリスト（例）

内容／日付		／	／	／
点検	電源が抜けていないか			
	回路の接続に緩みがないか			
	設定は正しいか			
	加温加湿：蒸留水の残量			
	加温加湿：ウォータートラップの処理			
交換	人工鼻使用時は交換			
	回路やチャンバーの交換			
教育	吸引方法			
	気管カニューレカフ圧の管理			
	蘇生バッグの使い方			
	アラーム・緊急時の対応			

こんなときどうする？

Case
50歳代、慢性II型呼吸不全の患者さん。CO_2ナルコーシスで入院し、人工呼吸療法を行い生命危機は脱しましたが、人工呼吸器の導入が必要となりました。

Q 痰詰まりの経験があり加湿器を使用中、夜間の給水をどうすれば良いでしょうか。

A 大きい釜に変更して自動給水とすれば、夜間の給水は不要です。ゴム栓の差し込みが硬いなど、注意する点を確実に伝えましょう。

Q 患者さんより週に1回はぐっすり眠りたいと希望がありました。どう対応すれば良いでしょうか。

A 入院中に数種類の睡眠薬を試し、本人の熟睡感を考慮しつつ低換気になりにくい薬剤を探します。

参考文献 (1)大阪府　在宅人工呼吸器ハンドブック　おうちで人工呼吸器をお使いの「患者様とご家族様へ」～安全に機器をお使いいただくために～*気管切開患者様向け*：平成28年2月第2版、http://www.pref.osaka.lg.jp/yakumu/kiki_taisaku/zaitaku_handbook.html．2019年11月10日閲覧．

呼吸ケア外来で
気をつけることは？

呼吸ケア外来には、医師が診療を行う呼吸器外来や禁煙外来のほか、看護師が行う呼吸器看護外来などがあります。ここでは、新人からベテランまで関わる機会のある、一般呼吸器外来での知っておきたい看護実践について概説します。

呼吸ケア外来の患者の特徴とは？

　胸部異常陰影や長引く咳、息切れといった呼吸器症状に対して精密検査を受ける患者、在宅療養指導管理にある患者の定期受診、退院後のフォローアップのほか、呼吸困難の増悪で予約外受診する患者もいます。呼吸困難は生命に直結する症状であり、移動や診察の待ち時間に急変することもあります。

　検査の結果、肺がんの告知を受ける場合もあり、不安を抱える患者が多いといえます。

看護師はどんなことをするの？

　外来では、医師の診療がスムーズにできるよう補助します。呼吸困難のある患者も多く、コミュニケーションのサポートや診察前に呼吸状態を観察し、緊急性をアセスメントします。抗血栓薬内服の中止や絶飲食の必要な検査予約では、説明不足によって検査が受けられなくなることもあり注意が必要です。退院後の受診では、入院中の経過を情報収集し、継続した療養指導や在宅医療者との連携も行います。

◆ **呼吸ケア外来の流れと看護実践**

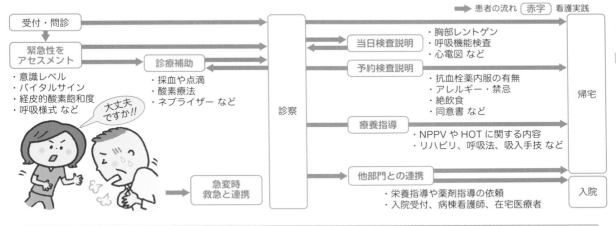

PART 3

こんなときどうする？

Case
70歳代男性、肺気腫合併肺線維症の患者さん。入院にてHOT（➡ P155）導入となり（安静時2L／分、労作時5L／分）、退院後の初回外来受診に見えました。

Q 受付よりHOT患者来院の情報あり。どのように対応すれば良いでしょうか。

A 待ち時間に在宅ボンベの消費を減らすために院内ボンベに切り替えます。このとき、呼吸状態をアセスメントしながら在宅での様子を情報収集することで、診察時のスムーズな指導管理に活かすことができます。

参考文献 (1)大方葉子:COPD患者の観察と教育.みんなの呼吸器Respica　特集　診療・看護・リハビリで活きる!酸素化・換気・呼吸アセスメント超リアルパターン　2019年、第17巻5号、78-81.

呼吸ケアと術後早期回復(ERAS)プログラムで気をつけることは?

呼吸ケアも*ERASプログラムも多角的なアプローチをする必要があります。そのため、多職種チームにおける協働を念頭に、慣習的なケアを再検討し、根拠に基づいたベストプラクティスを提供することが重要です。

*ERAS:enhanced recovery after surgery　術後早期回復

呼吸ケアとは?

呼吸ケアは、呼吸"器"ケアではなく、呼吸に関わる問題を改善するために、多角的に問題を検討し、集学的なアプローチによってその問題を解決することが目標です。

原因からケアの方法を導き出す

呼吸ケアは実際にどのように行なっているのでしょうか。COPDの急性増悪で入院中の70歳の患者が排痰困難で困っています。この患者が痰を出せないのは、患者自身の咳嗽する筋力が低下しているからでしょうか、痰自体が固く粘性を失っているからでしょうか。または、その両方でしょうか。

このように呼吸ケアの問題は、排痰困難という一つであっても、その原因は複雑に絡んでいます。悪化の予防、改善のケアを遂行するために、まずは多角的な視点から原因を検討することが大切です。そのうえで、早期離床促進プログラムを実践することが、優先すべき方法です。

◆喀痰喀出困難があるCOPD患者の一例

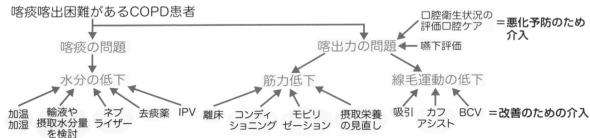

アドバイス

呼吸ケアの目的は、気道の分泌物により気道抵抗が上昇し、呼吸困難感が増している患者の排痰を援助することです。

まず、患者のバイタルサインの確認やフィジカルアセスメントを行い、喀痰喀出困難の問題がどこにあるのかを探ります。そして、その問題を改善するために、全身状態をアセスメントして、適切な介入を行います。その際、様々な対応に関して、RST (➡ P160) などのチームを活用して、多角的な視点からの介入を行います。

POINT

COPD患者は、喫煙などで気道の炎症や線毛運動が低下しているため、分泌物の喀出が困難であり、酸素化も悪く、呼吸困難感があります。また、元々の閉塞性換気障害に加え、分泌物による気道抵抗が上がり、呼出障害もあります。

ERASプログラムとは?

ERASは、侵襲の大きい手術を受けた患者が、早期回復を達成するために設計された集学的な周術期ケアプログラムです。北欧諸国を中心に結腸直腸切除術の周術期管理に関して、術後早期回復強化のためのプロトコルとして推奨される対策が提案されたものです。下記22項目のどれか1つを行った効果を検討するのではなく、術前から術中そして、術後にかけて以下の図のような有用な介入を行い、患者の手術侵襲に伴う異化や侵襲反応を軽減し、早期退院、早期社会復帰を目指すものです。

適応する国の事情などを加味した同様のプロトコルが作成されています。本邦においては、生体侵襲反応の軽減、身体活動性の早期自立、栄養摂取の早期自立、周術不安軽減と回復意欲の励起の4点を基本理念とした*ESSENSEがまとめられています。

*ESSENSE:ESsential Strategy for Early Normalization after Surgery with patient's Excellent satisfaction、患者満足を伴う、手術後早期回復のための基本戦略

◆開腹結腸直腸手術の周術期の一例

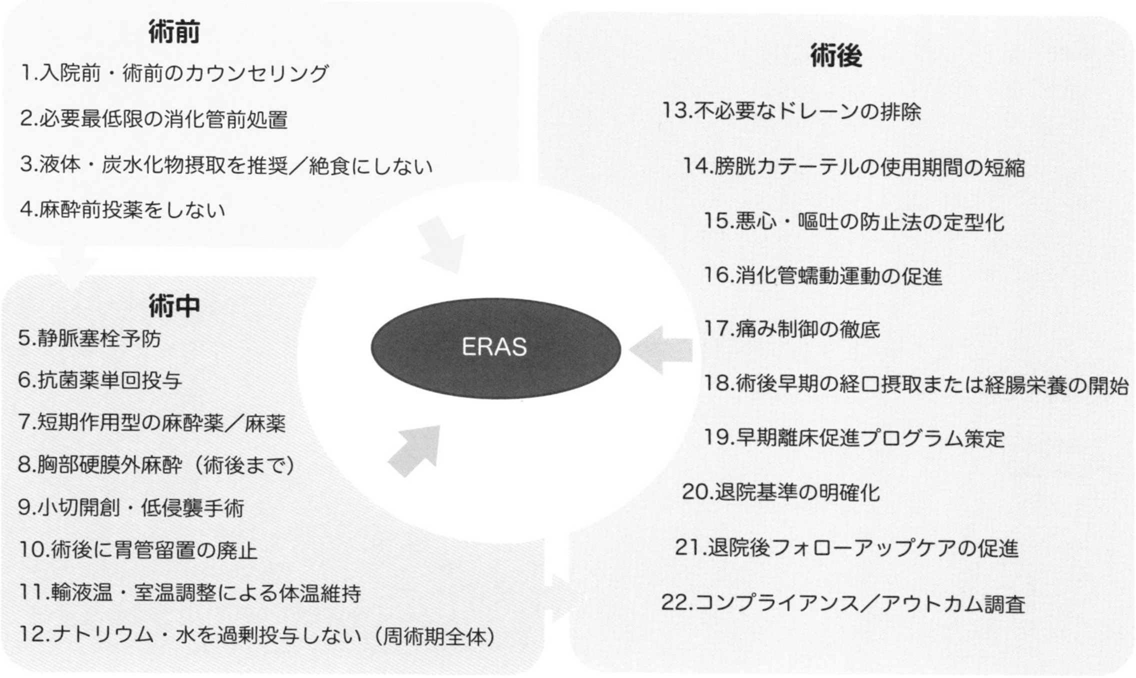

術前
1. 入院前・術前のカウンセリング
2. 必要最低限の消化管前処置
3. 液体・炭水化物摂取を推奨／絶食にしない
4. 麻酔前投薬をしない

術中
5. 静脈塞栓予防
6. 抗菌薬単回投与
7. 短期作用型の麻酔薬／麻薬
8. 胸部硬膜外麻酔（術後まで）
9. 小切開創・低侵襲手術
10. 術後に胃管留置の廃止
11. 輸液温・室温調整による体温維持
12. ナトリウム・水を過剰投与しない（周術期全体）

ERAS

術後
13. 不必要なドレーンの排除
14. 膀胱カテーテルの使用期間の短縮
15. 悪心・嘔吐の防止法の定型化
16. 消化管蠕動運動の促進
17. 痛み制御の徹底
18. 術後早期の経口摂取または経腸栄養の開始
19. 早期離床促進プログラム策定
20. 退院基準の明確化
21. 退院後フォローアップケアの促進
22. コンプライアンス／アウトカム調査

文献(3)を参考に作成

ケアのポイント

ERASは始めたら終わりではなく、運用しながら再度評価し、検討することも重要です。
従来は、「術後安静」や「術前術後の絶食」などが術後患者にとって有用であると盲目的に信用され、行われていましたが、それらが不要、あるいは有害であるということがわかってきました。このような介入を中止し、エビデンスに裏付けられた介入を行うのがERASです。

例えば、痛みの制御の徹底を図る必要があり、硬膜外カテーテルを挿入し、術後の早期離床などを推進するケースがあります。鎮痛薬として、硬膜外カテーテルの薬液に麻薬が使用されることもあるかもしれませんが、術後の麻薬の使用は*PONVのリスクを高めます。麻薬の使用に関しては、こうした手術の侵襲や術後のPONVのリスクを加味して検討しなければなりません。鎮痛はできても、PONVがあって、離床ができないようでは困ってしまうためです。

*PONV:Postoperative nausea and vomiting、術後悪心、嘔吐

参考文献 (1)ERAS definition. 2019 [cited 2019 Oct 15]; Available from: https://www.encare.net/eras-definition. (2)Fearon, K.C., et al., Enhanced recovery after surgery: a consensus review of clinical care for patients undergoing colonic resection. Clin Nutr. 2005. 24(3): p. 466-77. (3)日本麻酔科学会 and ニ.マ. ガッカイ, 周術期管理チームテキスト: Perioperative care. 第3版 ed. 2016年. 神戸: 日本麻酔科学会, 477. (4)日本外科代謝栄養学会周術期管理改善プロジェクト and 日本外科代謝栄養学会. ESSENSE: 周術期身体も心も早期に回復するためのエッセンス. 2014年. 東京: 日本外科代謝栄養学会.

PART 3
呼吸ケアと術後早期回復（ERAS）プログラムで気をつけることは？

RSTとは？

*RSTとは、専門的な知識および技術を習得した多職種からなる医療チームです。多職種が連携してより質の高い医療を提供することを目的とし、主に人工呼吸器を装着している患者を対象に、呼吸ケアサポートを行います。

*RST:Respiratory Support Team　呼吸ケアサポートチーム

RSTとは？

人工呼吸器を装着している患者は、肺炎やせん妄、筋力低下などを合併しやすくなります。このような合併症を起こすと入院期間が長くなり、死亡率が高くなることもあります。そうした背景から、人工呼吸器を管理する専門的な知識および技術を持つ、呼吸ケアサポートチームが必要となります。これがRSTです。RSTは、集学的なアプローチにより、患者にとって効果的な呼吸ケアを行います。

構成メンバー

医師、看護師、理学療法士、臨床工学技士が呼吸ケアチーム加算の診療報酬算定要件となっており、歯科衛生士や管理栄養士、医師事務作業補助員がチームメンバーとして加わる施設もあります。

活動内容とその効果

人工呼吸器を装着した患者の日々の呼吸管理やケアは、各部署が行います。その管理やケアが安全に行われているかどうかを確認することがRSTの役割です。また、人工呼吸器からの離脱が円滑に行われるように見守りながらアドバイスすることや、相談を受けるコンサルテーションも行います。さらには、呼吸ケアに関わる酸素マスク、ハイフローセラピー、NPPVといった各種デバイスや機器の選定、使用マニュアルを整備することもRSTの役割の一つです。

RSTのサポートによって、人工呼吸器から離脱する時間を短くすることができるほか、人工呼吸器に関連したアクシデントを減らすことが期待できます。RSTは、急性期から慢性期、在宅まで行われる呼吸ケア全般に関わるアドバイザー、相談窓口といえます。

こんなときどうする？

Q 人工鼻で人工呼吸管理をしている患者さん。痰が固くてチューブが閉塞しそうになっています。こんなとき、どのようなケアをすれば良いでしょうか。

A RSTは呼吸ケアに関わる各種機器の選定にも携わっています。今回の場合、RSTに相談することで、例えば人工鼻では加温加湿が不足しているので、より加温加湿が可能な加温加湿器に変更すると良い、といったアドバイスを受けることができます。

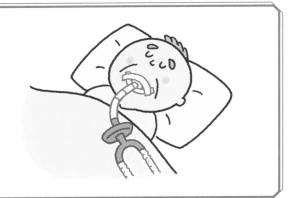

参考文献 (1)清水孝宏:呼吸ケアチームラウンドの内容と目的. 呼吸ケア、メディカ出版、2014年、第12巻10号、956-960.

RRSとは？

RRSとは？

院内で患者が急変する前には多くのケースで前兆があるといわれています。この前兆を早期に発見し介入するシステムがRRSです。病棟スタッフは、急変前に多くみられる予兆に患者が当てはまればRRSコールをします。コールを受けたRRS担当者（看護師・医師など）は患者のいる病棟へ足を運び、コールしたスタッフの報告を受け、状況確認、アセスメント、トリアージを行います。必要であればICUへの入室調整、原因検索のための検査オーダー、治療を開始することもあります。

効果

RRSが稼働している施設では、院内での予期せぬ死亡の減少や、病棟で急変してICUに入室する症例が減少したという報告があります。また、急変が疑われるケースの相談窓口として、スタッフの安心にも繋がるシステムです。

こんなときどうする？

Q 担当する病棟に、酸素がマスク8L/分でSpO$_2$が88〜90%前後と安定しない入院患者さんがいます。呼吸回数も25回/分と多く、「何だか気になるな」と感じます。こんなとき、どうすれば良いでしょうか。

A RRSコール基準である、呼吸数22回/分以上と、酸素5L/分以上でSpO$_2$90%以下の2項目を満たしているのでRRSコールの対象患者となります。RRSコールをし、RRS担当者に状況を伝えます。

ここをチェック！

多くの病院で採用されているRRSコール基準である以下のうち、2項目以上を満たしたらRRSコールをします。

- ☑ 呼吸回数・22回/分以上
- ☑ 精神状態の変化
- ☑ 収縮期血圧100mmHg以下
- ☑ 酸素5L/分以上でSpO$_2$90%以下
- ☑ 尿量減少（50ml/4Hr以下）
- ☑ 脈拍130以上、40以下
- ☑ 説明できない異和感

POINT

急変前の体内では酸が多くつくられます。この酸を体外に出すルートは、腎臓を経由して尿として排泄するルートと、二酸化炭素として肺から体外に出すルートの二つあります。後者では体内に増えてきた酸を外に出すために呼吸数が増加します（➡酸を外に出すルートについてはP20参照）。

- 体は酸が貯まるのが嫌い→pH 7.35〜7.45の範囲で調節
- CO$_2$ 呼吸で二酸化炭素を排出
- HCO$_3^-$ 腎臓（代謝）で酸を排出

呼吸ケアとサルコペニア、フレイル、ロコモティブシンドロームとは？

サルコペニアやフレイル、ロコモティブシンドロームは呼吸とも密接に関係しています。病院に治療に来ているはずが、安静・絶食など入院生活自体が介護の入り口となってしまうこともあります。早期に発見し介入を行うことで、悪化予防や改善に繋がります。

サルコペニアとは？

サルコペニアは、高齢期にみられる骨格筋の低下と筋力もしくは身体機能（歩行速度など）の低下を指します。フレイルやロコモティブシンドロームの中核となります。以前は*DXA法、*BIA法での骨格筋量測定装置がないと判断できませんでしたが、握力もしくは立ち上がりのテストで、サルコペニアの可能性があると判断できるようになりました。確定診断がつかなくてもこの時点での介入が推奨されています。

*DXA:Dual-energy X-ray Absorptiometry
*BIA:Bioelectrical impedance analysis 生体電気インピーダンス法

◆ 臨床でのサルコペニアの評価

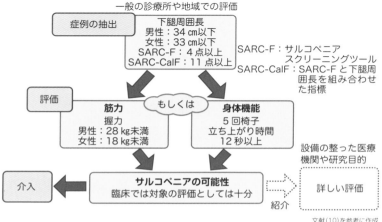

文献(10)を参考に作成

フレイルとは？

フレイルは、「要介護状態に至る前段階として位置づけられるが、身体的脆弱性のみならず精神・心理的脆弱性や社会的脆弱性などの多面的な問題を抱えやすく、自立障害や死亡を含む健康障害を招きやすいハイリスク状態」を意味します。また、COPDがあるとフレイルが生じやすいこともわかっています。

適切な時期に適切な介入をすることにより健常な状態に戻る可能性があることがポイントです。

◆ 身体的フレイルの評価方法　日本版CHS（Cardiovascular Health Study）基準

項目	評価基準
体重減少	6ヶ月で2-3kgの体重減少
筋力低下	握力：男性26kg 未満 女性18kg 未満
疲労感	（ここ2週間）わけもなく疲れたような感じがする
歩行速度	通常歩行速度<1m/秒
身体活動	①軽い運動・体操をしていますか？ ②定期的な運動・スポーツをしていますか？ 2つのいずれにも「1週間に一度もしていない」と回答

0項目：健常　1-2項目：プレフレイル　3項目以上：フレイル

参考文献 (1)フレイル診療ガイド2018年版 サルコペニア診療ガイドライン2017年版：一般社団法人日本サルコペニア・フレイル学会ホームページhttp://jssf.umin.jp/clinical_guide.html (2020.10.18閲覧) (2)Marengori A, Vetrano DL,Manes-Gravina E:The Relationship Between COPD and Frailty: A Systematic Review and Meta-Analysis of Observational Study. (3)Alfonso J Cruz-Jentoft, Gülistan Bahat, Jürgen Bauer et al.:Sarcopenia revised European consensus on definition and diagnosis,Age and Ageing,2019;48(1)16-31. (4)新概念「ロコモティブシンドローム（運動器症候群）」:公益社団法人日本整形外科学会ホームページhttps://www.joa.or.jp/edu/locomo/index.html(2019.11.17閲覧) (5)海老原覚、岡崎達馬:サルコペニアの科学と臨床 呼吸器疾患とサルコペニア・フレイル. 日本内科学会雑誌 2018年, 第107巻9号、1709.

ロコモティブシンドロームとは？

　運動器の障害によって移動機能が低下した状態を指します。運動器症候群ともいわれ、筋力低下のほか、関節・脊椎疾患、骨粗鬆症などが原因となります。介護保険法による要支援・要介護の主要原因です。

ケアのポイント

　呼吸障害は「呼吸障害（息切れ、呼吸苦）→運動を避ける→筋力・筋量低下（サルコペニア・ロコモティブシンドローム）→活動耐性低下→呼吸障害」のように負のスパイラルを生じます。入院すると手術などによる気道分泌物の増加、誤嚥、ベッド上の安静、絶食、低栄養などにより負のスパイラルがさらに進行する要素が増えます。この原因を知り、対応することがケアに繋がります。具体的には必要以上の安静を避ける、早期からのリハビリテーション、栄養介入、誤嚥予防への介入、酸素化改善のための姿勢保持や排痰援助・酸素投与などで看護師の果たす役割が重要になります。

　呼吸筋も加齢とともに低下し、呼吸機能障害が生じることもありますが、呼吸器サルコペニアというものは、まだコンセンサスが得られていません。また、COPDや喘息といった慢性呼吸器疾患は、フレイルのある高齢者で見逃されやすいといわれています。

◆ フレイルの概念

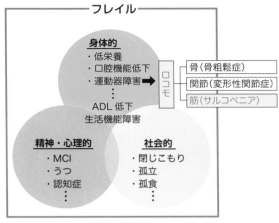

文献(8)より引用

ここをチェック！

- ☑ ベッドで臥床が続いていないか
- ☑ 必要以上の安静になっていないか
- ☑ 転倒予防はできているか
- ☑ 誤嚥はないか
- ☑ 食事時の姿勢は適切か
- ☑ 栄養を開始できているか
- ☑ 食事や栄養はとれているか
- ☑ タンパク質・ビタミンDは摂取できているか
- ☑ 痰喀出の援助ができているか
- ☑ 多職種で介入し連携はとれているか

 アドバイス

　酸素マスクをつけている患者に対しては、固定バンドが当たる場所の観察と保護、保清、マスクサイズの選択が重要です。痩せている高齢者は酸素マスクに隙間ができがちです。酸素が漏れないように、マスクがずれないようにとバンドを強く締めることで耳介に*MDRPUが発生すると、患者はマスクをつけることが苦痛になってしまいます。酸素飽和度が高いことを目標にすることもあると思いますが、*COPDなどの疾患では、高い酸素飽和度が良いことばかりではありません。患者の状態を確認し、目標酸素飽和度を医師と相談しながら決定しましょう。

*MDRPU:Medical Device Related Pressure Ulcer, 医療関連機器圧迫創傷
*COPD:Chronic obstructive pulmonary disease, 慢性閉塞性肺疾患

参考文献 (6)Kera Takeshi,Hisashi Kawai,Hirohiko Hirano:Definition of Respiratory Sarcopenia With Peak Expiratory Flow Rate,Journal of the American Medical Directors Association,2019;20(8)1021-1025.　(7)"48.FRAILTY AND CHRONIC RESPIRATORY DISEASES",WHITE BOOK ON WRAILTY,INTERNATIONAL ASSOCIATION OF GERONTOLOGY AND GERIATRICS,2016. https://www.jpn-geriat-soc.or.jp/gakujutsu/pdf/whitebook_j.pdf(2019.11.20閲覧)　(8)鈴木隆雄:日本における介護予防とフレイル. 日本サルコペニア・フレイル学会誌 第2巻第1号、2018年、9.　(9)新井秀典:サルコペニアおよびフレイル、·ロコモの概念との相違およびその介入方法について. 理学療法学 第45巻第6号、2018年、417-421.　(10)日本サルコペニア・フレイル学会:日本サルコペニア・フレイル学会NewsLetter 第11号. 2019年.12.

呼吸困難・息切れスケールについて知っておきたいことは？

呼吸困難・息切れには評価のための様々なスケールがありますが、ここでは代表的なスケールを紹介します。スケールを用いて評価することは重要ですが、息切れの原因となっている背景が循環・呼吸・貧血・酸素需要増大などのどこにあるかを考えることも大切です。

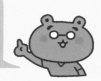

息切れスケールの種類

息切れは主観的な症状であり、患者のみが説明できることであるため、患者自身が評価する必要があります。よく用いられると評価法として、患者自身が呼吸困難感や息切れについて評価する修正Borgスケール・VASスケール・NRSスケールと、制限される行動について評価する*修正MRCスケール、Fletcher,Hugh-Jones分類があります。

何にでも使用できる万能なスケールはありません。臨床では、修正BorgスケールやVAS・NRSが役に立ちます。目的に合わせてスケールを組み合わせて評価することも推奨されています。

*修正MRC:modified British Medical Research Council

【修正Borgスケール】

Borgスケールもありますが、修正Borgスケールが最も使用されています。リハビリや運動時の息切れの評価として向いています。COPD、喘息、拘束性肺障害で妥当性が検証されています。

0	感じない
0.5	非常に弱い
1	やや弱い
2	弱い
3	
4	多少強い
5	強い
6	
7	とても強い
8	
9	
10	非常に強い

【修正MRC息切れスケール】

息切れスケールとしては世界的に使用されているスケールです。Grade0から4の5段階で分類します。

COPDの国際指針として世界的な標準となっている2020 GOLDガイドラインにも掲載されています。しかしCOPDでは息切れの測定だけでなくCOPD評価テスト（CAT）など、症状の包括的な評価が推奨されています。

【Fletcher,Hugh-Jones分類】

国内では以前からよく使用されている息切れスケールです。日本以外ではほとんど使用されていません。

【VAS・NRS】

VASは通常100mm（10cm）の長さの線で構成され、「息切れなし」から「最も強い息切れ」間で、患者が示す距離を測定します。VAS、NRSともに痛みなどの測定に広く使用されています。同じ患者に何度か使用し比較することには適していますが、他の患者との比較には向いていません。一見簡単に使用できそうですが、難しく感じる患者もいます。人によっては、NRSの方が使いやすいことが知られています。

● VAS（Visual Analog Scale）:視覚的アナログスケール

10 cmのスケールを使用した例

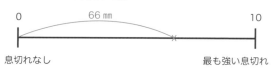

● NRS（Numerical Rating Scale）:数値評価スケール

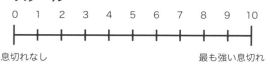

参考文献 (1)Statement Of The American Thoracic Society:Dyspnia Mechanisms,Assessment,and Management:A Consensus Statement,American Journal of Respiratory and Critical Care Medicine 1999;159(1). (2)宮本顕二:MRCスケールをめぐる混乱-いったいどのMRCスケールを使えばよいのか?-. 日本呼吸器学会誌 2008年、第46巻第8号、593-600. (3)中村健、岡村正嗣、佐伯拓也:息切れの評価法 The Japanese Journal of Rehabilitation Medicine 2017年、54巻、941-946. (4)平成人,下妻晃二郎、松田能宣:呼吸困難の評価 特定非営利活動法人日本緩和医療学会ホームページ https://www.jspm.ne.jp/guidelines/respira/2016/pdf/02_04.pdf (2019.11.27閲覧) (5)2020 GOLD REPORTS: https://goldcopd.org/wp-content/uploads/2019/12/GOLD-2020-FINAL-ver1.2-03Dec19_WMV.pdf(2020.10.27閲覧)

鎮痛・鎮静スケールについて知っておきたいことは？

鎮痛・鎮静は、患者の苦痛や不安を軽減させるために必要な治療であり、鎮痛・鎮静薬は広く使用されています。しかし、これらは適切に使用されなければ重大な合併症を引き起こす危険があります。適切な鎮痛・鎮静が行われているかを評価するため、正しい鎮痛・鎮静スケールの使用方法について知ることが大切です。

鎮痛スケールの種類

痛みは患者のみが説明できる主観的な症状であるため、患者自身が評価する必要があります。そのため、鎮痛を評価する際は主観的な評価スケールを用います。主観的評価スケールには、VAS、NRS（➡P164）などがあり、患者の年齢や理解度などによって使い分けます。集中治療領域において、気管挿管などの影響で主観的に表現できない患者の場合には、客観的評価スケールを使用して痛みを評価します。*J-PADガイドラインでは、BPSもしくはCPOTを用いた評価が推奨されています。

*J-PADガイドライン:日本版・集中治療における成人重症患者に対する痛み・不穏・せん妄管理のための臨床ガイドライン

◀ BPS（behavioral pain scale）

「顔の表情」「上肢の動き」「人工呼吸器との同調性」の3項目をそれぞれ1〜4点で評価する。合計点数が大きいほど痛みが強いということになる。

◢ CPOT（critical care pain observation tool）

「表情」「身体運動」「筋緊張」「人工呼吸器の順応性または発声」の4項目をそれぞれ0〜2点で評価する。合計得点が大きいほど痛みが強いということになる。

アドバイス

スケールを効果的に使用するためには、スタッフ間で使用スケールを統一することが重要です。患者の痛みを主観的に評価できるだけでなく、医療者間で評価を共有することができ、点数の増減によって鎮痛の効果を判定できるというメリットがあります。

鎮痛スケールの具体的な使い方

● 評価のタイミング

痛みの評価は定期的に行うのではなく、状況に応じてタイムリーに行いましょう。

- ☑ 安静時・平静時
- ☑ 体動時・活動時
- ☑ 痛みを伴う処置の前後
- ☑ 状態変化時

● 痛みへの介入

以下の基準を満たしたときに、痛みへの介入が必要といわれています。基準に満たない場合でも、これまでとの比較や点数の変化の過程を確認し、原因検索などの介入が必要です。

- ☑ *NRS・*VAS>3
- ☑ BPS>5
- ☑ CPOT>2

*NRS:numerical rating scale,数値評価スケール
*VAS:visual analogue scale,視覚アナログスケール

喘息・COPDの治療薬について知っておきたいことは？

喘息・COPDの治療薬に関しては、近年、様々な種類の薬剤が登場しています。そのため、それぞれの薬剤の特徴や使用時の注意点、合併症などについて、十分理解する必要があります。

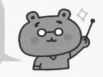

喘息治療薬について

喘息治療薬は大きく分けて気道の炎症を抑える長期管理薬（コントローラー）と発作治療薬（リリーバー）に分けられます。

吸入後は、吸入薬の種類を問わず、必ずうがいをするよう患者に指導・説明しましょう。吸入後、吸入ステロイド薬が口腔に残ると粘膜の免疫を抑制してしまい、カンジダ増殖から口腔のただれを引き起こすほか、嗄声の原因にもなります。また、LABAやSABAについても飲み込みや口腔粘膜から吸収されることで動悸や頻脈などの副作用が引き起こされます。

喘息治療薬の種類

長期管理薬（コントローラー）
- 吸入ステロイド薬
- LAMA（長時間作用性抗コリン薬）
- テオフィリン徐放錠
- 抗アレルギー薬

発作治療薬（リリーバー）
- 経口ステロイド薬
- SABA（短時間作用性β2刺激薬）
- テオフィリン薬
- 短時間作用性吸入抗コリン薬

COPD治療薬について

*COPDの治療には薬物療法と非薬物療法（禁煙、ワクチン、リハビリ、酸素療法、換気の補助など）があります。薬物療法の目的は息切れや呼吸困難感などの症状を改善し、QOLを高めることです。中心となる薬剤は気管支拡張薬であり、重症度に応じて選択されます。その他にも感染予防のための抗菌薬や喘息合併例でのステロイド薬が併用されます。

*COPD:chronic obstructive pulmonary disease,慢性閉塞性肺疾患

COPD治療薬の種類

- LAMA
- LABA（長時間作用性β2刺激薬）
- LAMA/LABA配合薬
- SAMA（短時間作用性抗コリン薬）
- SABA
- ICS（吸入ステロイド）

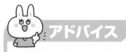

アドバイス

前立腺肥大の患者に抗コリン薬は禁忌
→排尿困難症状悪化のため
閉塞隅角緑内障の患者に抗コリン薬は禁忌
→眼圧亢進のため
頻脈性心疾患の患者にβ2刺激薬は控える
→症状悪化のため

参考文献 (1)田中裕士:もう悩まない喘息・COPD・ACOSの外来診療 第1版. 羊土社、2016年、86-112. (2)永井厚志:EBM 呼吸器疾患の治療 第1版. 中外医学者、2016年、37-49. (3)安部紀一郎、森田敏子:関連図で理解する呼吸機能学と呼吸器疾患のしくみ 第1版. 日総研出版、2009年、270-271. (4)近藤泰児監修、畑田みゆき編:呼吸器ビジュアルナーシング 第1版. 学研メディカル秀潤社、2016年、212-214、258-261、266-271. (5)日本呼吸器学会:COPD診断と治療のためのガイドライン2018 第1版. メディカルレビュー社、2018年.

呼吸訓練器具について知っておきたいことは？

呼吸リハビリテーションは、肺疾患の進展阻止や、残存呼吸機能の維持などを目的として行われますが、呼吸筋トレーニングをルーチンに行うことを支持するエビデンスはないとされています。呼吸筋トレーニングは、ここで紹介する呼吸訓練機器を用いるだけでなく、運動療法も組み合わせて行うことが重要です。

呼吸筋トレーニング

　呼吸筋には、吸気筋と呼気筋があります。呼吸筋トレーニングは呼吸リハビリテーションの一貫として行われ、慢性閉塞性肺疾患（chronic obstructive pulmonary disease；COPD）のみならず、慢性心不全、神経筋疾患、心臓・呼吸器疾患の術前や人工呼吸器の離脱においても効果的な報告があります。とくにCOPDの吸気筋トレーニングに関しては、吸気筋力の増加や吸気筋耐久力の向上が高く評価されています。呼気筋トレーニングに関しては、その効果や臨床的意義が少ないとされ、呼吸筋トレーニングといえば吸気筋が主となっています。しかし、呼気筋は、強制・努力呼気や咳嗽時に必要な筋群であり、呼吸困難や嚥下にも関与するため、疾患によっては、呼気筋トレーニングが重要となります。

◆**吸気筋と呼気筋**

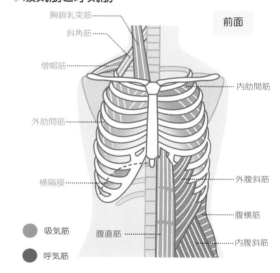

前面

胸鎖乳突筋
斜角筋
僧帽筋
外肋間筋
横隔膜
腹直筋
内肋間筋
外腹斜筋
腹横筋
内腹斜筋

● 吸気筋
● 呼気筋

呼吸訓練機器

　呼吸訓練機器には吸気筋を訓練する機器と、呼気筋を訓練する機器があります。吸気筋訓練機器は、最大限の吸気を持続する訓練をします。呼気筋訓練機器は、呼出力を強める訓練をします。疾患や対象に合わせて選択します。

吸気筋訓練機器

◆ POWERbreathe（パワーブリーズ）KH2 PC連動デジタル呼吸筋トレーナー

パワーブリーズKH2は、電子式呼吸筋トレーナーです。漸減負荷方式（テーパリング型）で吸気筋力に合わせ、負荷抵抗が自動で調整されます。自動で漸減されることで、呼吸の途中で遮断されることがないため、従来の固定負荷方式（スレショルド型）に比べ、より効果的な呼吸訓練となります。

特長は、最大吸気圧（MIP）が測定できることです。他にも最大吸気流速（PIF）・吸気量・仕事量・仕事率などの測定機能があります。また、ソフトウェアBREATHELINK MEDICをダウンロードしPCに接続すれば、リアルタイムで呼吸のパラメータを画面に表示することができ、視覚的に正しい呼吸法の指導に役立ちます。さらに、患者別のきめ細かいデータ管理も可能となります。

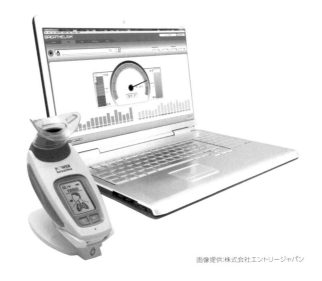

画像提供:株式会社エントリージャパン

◆ POWERbreathe（パワーブリーズ）メディクプラス

メディクプラスは、固定負荷方式（スレショルド型）の呼吸筋トレーナーです。

特長は、①十分な負荷設定が可能であること、②くわえやすいマウスピースで空気が漏れにくいこと、③吸気と呼気の出入口が異なり詰まりにくいバルブで衛生的であること、④小型・軽量で、手軽にどこでも実践できることです。在宅での継続的な個人訓練に使用します。

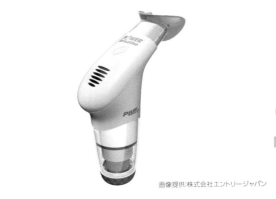

画像提供:株式会社エントリージャパン

◆ スレショルドIMT（吸気用）

スプリングで負荷が調整できるバルブ（抵抗弁）によって、一定圧の吸気抵抗をもたらします。吸気時に抵抗弁によって一定の負荷を与え、呼吸運動を改善させることを目的としています。鼻にクリップをつけて口から装置を外さずに呼吸し続けます。

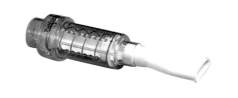

画像提供:チェスト株式会社

＊これら以外に、コーチ2やトリフローⅡ、ボルダインなども深呼吸を促し、最大吸気持続時間を改善させる機器です。

◆スレショルドPEP（呼気用）

一方弁が内蔵されており、マウスピースをくわえて息を吐くことにより呼気時に抵抗が発生し、負荷がかかります。吸気時に抵抗はかかりません。コントロールノブを回すことで、内部のスプリングが伸縮し、呼気時の抵抗の大きさを定量的に設定することができます。気道に呼気陽圧を提供し、気道浄化、または口すぼめ呼吸の代替療法を目的としています。無気肺、または排痰の困難のある患者に対し、呼気陽圧をかけ、ハフィング（強制呼出）と組み合わせることで気道が浄化されます。

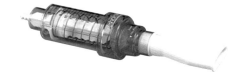

画像提供:チェスト株式会社

◆アカペラ

アカペラは開閉するシーソー式弁付の器具に息を吹き込むことで呼気抵抗と振動を生じさせ、振動型・呼気陽圧（V・PEP）療法を提供します。呼気に振動を伴った陽圧を発生させることで排痰をサポートします。磁石と磁石の引き合う力を使用しているので、重力などによる影響がなく、様々な姿勢で訓練できます。調節ダイヤルを変更することで呼気抵抗と振動数も調整できます。

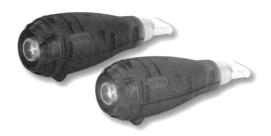

画像提供:スミスメディカル・ジャパン株式会社

こんなときどうする？

Q COPD患者さんが呼吸リハビリテーションを開始しました。パワーブリーズ メディクプラスを使用し、1回15分を1日2回としました。しかし、本人は15分が長く、疲労を感じ続きません。どうやって実施してもらったら良いでしょうか。

A 近年は、持続時間ではなく、実施回数に重点をおくほうが良いとされています。30回×2回/日で最大吸気圧の増加が報告されています。15分という時間ではなく、30回と回数へ目標を変えたらできるかもしれません。また、疲労を感じるなど負の感情を持つと続けにくくなります。無理しない程度で実施しましょう。歩行やトレッドミルなどの運動療法を併用するとより効果的です。

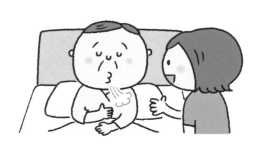

参考文献 (1)Ries AL, Bauldoff GS, Carlin BW, et al.: Pulmonary Rehabilitation: Joint ACCP/AACVPR Evidence-Based Clinical Practical Guidelines. Chest131:4-42,2007.
(2)Langer D, Charususin N, Jacome C, et al.: Efficacy of a novel method for inspiratory muscle training on people with chronic obstructive disease. Phys Ther 95:1-10,2015.

呼吸関連用語

略称	英語	日本語
A-aDO2	partial pressure difference of alveolar-arterial oxygen	肺胞気動脈血酸素分圧較差
ACBT	active cycle of breathing technique	アクティブサイクル呼吸法
APRV	airway pressure release ventilation	気道圧開放換気
ARDS	acute respiratory distress syndrome	急性呼吸窮迫症候群
BiPAP	biphasic positive airway pressure	二相性気道陽圧
CaO$_2$	arterial oxygen content	動脈血酸素含量
CC	closing capacity	クロージングキャパシティ
Cdyn	dynamic compliance	動的コンプライアンス
CI	cardiac index	心係数（心拍出量／体表面積）
COPD	chronic obstructive pulmonary disease	慢性閉塞性肺疾患
CPAP	continuous positive airway pressure	持続陽圧気道圧
CPPV	continuous positive pressure ventilation	持続陽圧換気
CV	closing volume	クロージングボリューム
C$\bar{\text{v}}$O$_2$	mixed-venous oxygen content	混合静脈血酸素含量
ECMO	extra-corporeal membrane oxygenation	体外式膜型人工肺、体外循環法
EIP	end-inspiratory pause (plateau)	吸気終末休止［期］（プラトー）
EtCO$_2$	end tidal carbon dioxide	呼気終末二酸化炭素分圧
FETCO$_2$	fraction of end-tidal carbon dioxide	呼気終末二酸化炭素分画（濃度）
FEV$_1$	forced expiratory volume in one second	1 秒量
FEV$_1$%	forced expiratory volume in one second	1 秒率
FiO$_2$	fraction of inspiratory oxygen	吸入気酸素濃度
FRC	functional residual capacity	機能的残気量
FVC	forced vital capacity	努力［性］肺活量
HCO$_3$-	bicarboneate ion	重炭酸イオン濃度
HFNC	high-flow nasal cannula	高流量鼻カニューレ酸素療法
HFO	high frequency oscillation	高頻度振動
HFOV	high frequency oscillatory ventilation	高頻度振動換気
HMEF	heat moisture exchanging filter	フィルター付き人工鼻
HOT	home oxygen therapy	在宅酸素療法
I/E ratio	inspiratory-expiratory ratio	吸気呼気［時間］比
IMV	intermittent mandatory ventilation	間欠的強制換気
IPPV	invasive positive pressure ventilation	侵襲的陽圧換気
IRV	inverse I/E ratio ventilation	［吸気呼気］逆比換気
IRV	inspiratory reserve volume	予備吸気量

略称	英語	日本語
LMA	laryngeal mask airway	ラリンジアルマスク［エアウェイ］
MIC	maximum insufflation capacity	最大（強制）吸気容量
MIP	maximal inspiratory pressure	最大吸気圧
MMV	mandatory minute ventilation	強制分時換気
NIV(NPPV)	noninvasive positive pressure ventilation	非侵襲的陽圧換気
$PaCO_2$	partial pressure of arterial carbon dioxide	動脈血二酸化炭素分圧
Palv	alveolar pressure	肺胞内圧
PaO_2	arterial oxygen partial pressure	動脈血酸素分圧
Paw	airway pressure	気道内圧
PEEP	positive end-expiratory pressure	呼気終末陽圧
$PETCO_2$	partial pressure of end-tidal carbon dioxide	呼気終末二酸化炭素分圧
PIP	peak inspiratory pressure	最大吸気圧
PRVC	pressure regulated volume control	圧制御量規定
PSV	pressure support ventilation	プレッシャーサポート換気（圧支持換気）
$P\bar{v}CO_2$	mixed venous carbon dioxide partial pressure	混合動脈二酸化炭素分圧
$P\bar{v}O_2$	partial pressure of mixed-venous oxygen	混合静脈血酸素分圧
RR	respiratory rate	呼吸数
RSBI	rapid shallow breathing index	浅速呼吸指数
RV	residual volume	残気量
SaO_2	arterial oxygen satulation	動脈血酸素飽和度
SAS	sleep apnea syndrome	睡眠時無呼吸症候群
SIMV	synchronized intermittent mandatory ventilation	同期式間欠的強制換気
SpO_2	percutaneous arterial oxygen saturation	経皮的動脈血酸素飽和度
SvO_2	mixed-venous oxygen saturation	混合静脈血酸素飽和度
TLC	total lung capacity	全肺気量
$\dot{V}A$	minute alveolar ventilation	分時肺胞換気量
$\dot{V}A/\dot{Q}$	ventilation perfusion ratio	換気血流比
$\dot{V}CO_2$	carbon dioxide production	二酸化炭素産生量
$\dot{V}E$	minute ventilation	分時換気量
$\dot{V}O_2$	oxygen consumption	酸素消費量
VC	vital capacity	肺活量
VD	dead space	死腔
VD/VT	ratio of dead space to tidal volume	死腔換気率
VT	tidal volume	一回換気量

鎮静スケールの種類

鎮痛・鎮静の考え方としてまずは十分な鎮痛を行い、必要に応じて鎮静を行うことが基本となります。患者が苦痛を訴えることができなくなるほど深い鎮静を行うのではなく、適切な鎮静レベルで管理できるようしっかり鎮痛を行います。J-PADガイドラインでは、*RASSの使用が推奨されています。重大な合併症を予防するためにはスケールを用いて適切な鎮静レベルを維持する必要があります。

＊RASS:Richmond agitation-sedation scale, リッチモンド興奮・鎮静スケール

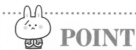

POINT

鎮静は、集中治療領域では広く行われますが、一般病棟でも検査・処置などの際に実施されることがあります。鎮静は鎮痛と同じく、患者の苦痛や不安を緩和するのに必要な治療ですが、管理を誤れば患者の生命を脅かす危険がある治療であることを理解しておくことが大切です。

RASSスケール

STEP ❶
まずは患者を30秒間観察する。
RASS＝0～＋4の評価

STEP ❷
呼びかけ、目を開けてもらうように言う。呼びかけ刺激によるアイコンタクトの程度でRASS＝－1～－3を評価

STEP ❸
呼びかけで動きがなければ、身体刺激（揺するか痛み刺激）を与える。
RASS＝－4、－5を評価

◆RASS（Richmond Agitation-Sedation Scale）

	スコア	用語	説明	
不穏	+4	好戦的な	明らかに好戦的な、暴力的な、スタッフに対する差し迫った危険	
	+3	非常に興奮した	チューブ類やカテーテル類の自己抜去、攻撃的	
	+2	興奮した	頻繁な非意図的な運動、人工呼吸器ファイティング	
	+1	落ち着きのない	不安で絶えずそわそわしている、しかし動きは攻撃的でも活発でもない	
平静	0	意識清明な落ち着いている		
浅い鎮痛	−1	傾眠状態	完全に清明ではないが、呼びかけに10秒以上の開眼およびアイコンタクトで応答する	呼びかけ刺激
	−2	軽い鎮静状態	呼びかけに10秒未満のアイコンタクトで応答	
深い鎮静	−3	中等度鎮静	呼びかけに動き、または開眼で応答するがアイコンタクトなし	
	−4	深い鎮静状態	呼びかけに無反応、しかし身体刺激で動くまたは開眼	身体刺激
	−5	昏睡	呼びかけにも身体刺激にも無反応	

文献(2)を参考に作成

鎮静の合併症とその対処方法

鎮静中は合併症を引き起こす危険があるため、十分な覚醒が得られるまではモニタリングの継続および頻繁な観察が必要です。

	A Airway：気道	B Breathing：自発呼吸	C Circulation：循環
病態	上気道を保持する筋群の緊張が低下し、舌根沈下を起こす	呼吸中枢の抑制により、低換気や無呼吸状態になる	交感神経抑制や血管拡張作用により、血圧低下や徐脈になる
対処法	気道確保（用手確保、エアウェイ挿入、気管挿管）	気道確保＋人工呼吸	徐脈時：アトロピン投与 血圧低下時：昇圧薬投与

参考文献 (1)箭野育子著：図でわかる　エビデンスに基づく痛みの緩和と看護ケア. 中央法規出版、2005年、10-39. (2)菊池龍明：鎮静を伴う処置後の病棟急変に注意. エキスパートナース. 照林社、2019年、第35巻7号、84-106.

索　引

● 監修者

道又元裕（みちまた・ゆきひろ）

Critical Care Research Institute（CCRI）代表理事。
1987〜2000年東京女子医科大学病院集中治療部ほか勤務。2000年4月より日本看護協会看護研修学校集中ケア学科主任教員。2006年4月より同校長。2008年4月より杏林大学医学部付属病院集中ケア認定看護師教育課程主任教員。2010年4月より同看護部長。2019年より国際医療福祉大学成田病院看護部長を経て、2021年より現職。

● 制作スタッフ

イラスト：とみたみはる
デザイン：カラノキデザイン制作室
DTP：株式会社インコムジャパン
校正：夢の本棚社
編集協力：株式会社童夢、前田明子、二木たまき、大江佐由里
編集担当：小髙真梨（ナツメ出版企画株式会社）

本書に関するお問い合わせは、書名・発行日・該当ページを明記の上、下記のいずれかの方法にてお送りください。電話でのお問い合わせはお受けしておりません。
・ナツメ社webサイトの問い合わせフォーム
　https://www.natsume.co.jp/contact
・FAX（03-3291-1305）
・郵送（下記、ナツメ出版企画株式会社宛て）
なお、回答までに日にちをいただく場合があります。正誤のお問い合わせ以外の書籍内容に関する解説・個別の相談は行っておりません。あらかじめご了承ください。

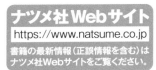

ナツメ社Webサイト
https://www.natsume.co.jp
書籍の最新情報（正誤情報を含む）はナツメ社Webサイトをご覧ください。

これならわかる！ 呼吸器（こきゅうき）の看護（かんご）ケア

2021年1月5日　初版発行
2024年3月10日　第3刷発行

| 監　修　者 | 道又元裕（みちまたゆきひろ） | Michimata Yukihiro, 2021 |
| 発　行　者 | 田村正隆 | |

発　行　所　**株式会社ナツメ社**
　　　　　　東京都千代田区神田神保町1−52　ナツメ社ビル1F（〒101−0051）
　　　　　　電話 03（3291）1257（代表）／FAX 03（3291）5761
　　　　　　振替 00130−1−58661
制　　　作　**ナツメ出版企画株式会社**
　　　　　　東京都千代田区神田神保町1−52　ナツメ社ビル3F（〒101−0051）
　　　　　　電話 03（3295）3921（代表）
印　刷　所　ラン印刷社

ISBN978-4-8163-6911-7　　　　　　　　　　　　　　　　Printed in Japan